高等医学教育课程"十四五"规划基础医学类系列教材

本书可供临床、预防、基础、口腔、麻醉、影像、药学、检验、护理、法医、生物工程等医学相关专业使用

XINGTAIXUE SHIYAN（BINGLIXUE FENCE）

形态学实验（病理学分册）

（第2版）

主　编　陈洪雷　白美玲

副主编　王丽辉　赵宝山　王　霞　梁　爽

编　者　（按姓氏笔画排序）

王　霞　井冈山大学

王丽辉　暨南大学

白美玲　河北北方学院

毕琳琳　武汉大学

吕　洋　河北北方学院

张丹丹　首都医科大学

陈　楠　河北工程大学

陈洪雷　武汉大学

金真伊　暨南大学

屈艳琳　济宁医学院

赵宝山　哈尔滨医科大学

郭　卫　武汉大学

梁　爽　河北工程大学

温娟娟　山西大同大学

廖文莉　湖北科技学院

华中科技大学出版社
http://press.hust.edu.cn
中国·武汉

内 容 简 介

本书为高等医学教育课程"十四五"规划基础医学类系列教材。

本书除绪论外共有十五章,包括细胞、组织的适应与损伤,损伤的修复,局部血液循环障碍,炎症,肿瘤,心血管系统疾病,呼吸系统疾病,消化系统疾病,淋巴造血系统疾病,泌尿系统疾病,生殖系统和乳腺疾病,内分泌系统疾病,神经系统疾病,传染病和寄生虫病。

本书可供临床、预防、基础、口腔、麻醉、影像、药学、检验、护理、法医、生物工程等医学相关专业使用,也可作为病理科住院医师规范化培训的参考用书。

图书在版编目(CIP)数据

形态学实验. 病理学分册 / 陈洪雷,白美玲主编. -- 2 版. -- 武汉 : 华中科技大学出版社,2024. 8.
ISBN 978-7-5772-1296-8

Ⅰ. R32-33

中国国家版本馆 CIP 数据核字第 20241DD704 号

形态学实验(病理学分册)(第 2 版)　　　　　　　　　　　　　　　陈洪雷　白美玲　主编
Xingtaixue Shiyan(Binglixue Fence)(Di 2 Ban)

策划编辑:黄晓宇
责任编辑:黄晓宇　马梦雪
封面设计:原色设计
责任校对:朱　霞
责任监印:周治超

出版发行:华中科技大学出版社(中国·武汉)　　　电话:(027)81321913
　　　　　武汉市东湖新技术开发区华工科技园　　　邮编:430223
录　　排:华中科技大学惠友文印中心
印　　刷:武汉市洪林印务有限公司
开　　本:889mm×1194mm　1/16
印　　张:11.25
字　　数:321 千字
版　　次:2024 年 8 月第 2 版第 1 次印刷
定　　价:52.80 元

高等医学教育课程"十四五"规划基础医学类系列教材

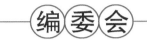

编委会

（以姓氏笔画为序）

于瑞雪（平顶山学院）

马兴铭（西华大学）

王　广（暨南大学）

王　韵（陆军军医大学）

牛莉娜（海南医科大学）

史岸冰（华中科技大学）

包丽丽（内蒙古医科大学）

齐亚灵（海南医科大学）

孙维权（湖北文理学院）

李　梅（天津医科大学）

李明秋（牡丹江医科大学）

李艳花（山西大同大学）

李瑞芳（河南科技大学）

杨文君（海南医科大学）

肖　玲（中南大学）

闵　清（湖北科技学院）

宋　洁（牡丹江医科大学）

张红艳（河北工程大学）

陈洪雷（武汉大学）

罗　海（湖南医药学院）

周永芹（三峡大学）

郑　英（扬州大学）

郑月娟（上海中医药大学）

赵艳芝（首都医科大学）

胡煜辉（井冈山大学）

侯春丽（陆军军医大学）

秦　伟（遵义医科大学）

贾永峰（内蒙古医科大学）

钱　莉（扬州大学）

黄　涛（黄河科技学院）

焦　宏（河北北方学院）

强兆艳（天津医科大学）

蔡　飞（湖北科技学院）

编写秘书: 蔡秀芳　黄晓宇

总　序

基础医学是现代医学体系的基础,其包括基础医学基本理论、基本技能和科学研究手段等。国务院办公厅印发的《关于加快医学教育创新发展的指导意见》及《关于深化医教协同进一步推进医学教育改革与发展的意见》指出,要始终坚持把医学教育和人才培养摆在卫生与健康事业优先发展的战略地位。

随着健康中国战略的不断推进,我国加大了对医学人才培养的支持力度。在遵循医学人才成长规律的基础上,还需要不断提高医学青年人才的实践能力和创新能力。教材是人才培养首要的、基本的文化资源和精神食粮,加强教材建设,提高教材质量,是党和国家从事业发展需求和未来人才培养的战略高度所构筑的基础工程和战略工程。

本科基础医学教材(第1版)经过了一线教学实践的数年打磨,亟待修订更新,以使其做到与时俱进,更加完善。故此,华中科技大学出版社对现有高等教育实际需求进行了认真、细致的调研,吸取了广大师生意见和建议,组织了全国50多所高等医药院校的300余位老师共同修订编写了本套高等医学教育课程"十四五"规划基础医学类系列教材(第2版)。相较于第1版,这次修订改版主要突出以下特点。

(1)紧跟"十四五"教材建设工作要求,以岗位胜任力为导向,注重"三基"培养,突出专业性和实用性。

(2)融入思政内容,将专业知识和课程思政有机统一,注重培养学生工匠精神与家国情怀,以及对生命和科学的敬畏之心。

(3)做到纸质教材与数字资源相结合。在章节后设置了相关知识点的拓展链接,重点阐述学科新进展以及与知识点有关的前沿理论和实践,便于学生更加深入地理解知识点和课堂重点内容。

(4)设置课后小结、思考题、推荐文献阅读,引导和促进学生自学。

本套教材得到了教育部高等学校教学指导委员会相关专家及全国高校老师的大力支持,我们衷心希望这套教材能在相关课程的一线教学中发挥积极作用,得到广大师生的青睐与好评。我们也相信这套教材在使用过程中,通过教学实践的检验和实际问题的解决,能不断改进、完善和提高,最终成为符合教学实际的精品系列教材,为推进我国高质量医学人才培养贡献一份力量。

由于时间紧、任务重,书中不妥之处在所难免,恳请使用本套教材的师生不吝赐教,提出宝贵意见和建议,以便后续继续完善。

高等医学教育课程"十四五"规划基础医学类系列教材
编委会

前　言

　　病理学是基础医学与临床医学之间的重要桥梁学科。学生通过学习病理学的基本理论和基本技能，能够了解人体各系统常见病的病理变化、发病机制及其之间的临床病理联系。病理诊断是疾病诊断的金标准，病理医生基于临床影像学资料、各种生化检查结果、大体观和镜下观的病理变化，最终得出疾病的确切诊断。因此病理学也是一门以实践为主的学科。

　　《形态学实验（病理学分册）》（第 2 版）是高等医学教育课程"十四五"规划基础医学类系列教材之一，在编委会的组织指导下，由来自全国 10 所高校的 15 位教学经验丰富的老师参与编写完成。本版教材的编写遵照《关于加快医学教育创新发展的指导意见》中以新理念谋划医学发展、以新定位推进医学教育发展、以新内涵强化医学生培养、以新医科统领医学教育创新的四项基本原则；坚持德育与智育融合、学科与专业融合、科研与教学融合、医学教育与课程思政融合的编写思路；图文并茂地展示常见疾病的病理变化，为病理学本科实验教学提供强力支撑。本书后续还将以数字教材的形式，进一步丰富、更新图像资料和数字化切片资源。在章节安排上，参考了人民卫生出版社出版的国家卫生健康委员会"十四五"规划教材《病理学》（第 10 版）；在编写上，体现启发式教学原则，着重培养学生的独立实践能力；在内容上，根据执业医师资格考试大纲要求简要归纳每个章节的重点内容，并设置知识目标、切片标本、大体标本、思考题、病例讨论、知识拓展及思政课堂等模块。同学们通过观察人体各种疾病的大体标本和切片标本，能够直观地了解疾病的基本病变，从而培养并增强临床思维和分析问题的能力，为今后成长为一名合格的临床医师打下坚实基础。

　　当今社会，各学科飞速发展，新的教育技术手段不断涌现，同学们对新知识的需求如饥似渴。在病理学实验课中，部分没有附属医院的教学单位，由于病理学标本来源受限，急需在教学模式上进行创新，以适应新时代学生学习的需要。在此情况下，一本全面系统的教材在病理学的实习教学中不可或缺。为此我们联合各兄弟院校编写了这本《形态学实验（病理学分册）》（第 2 版），以期通过本次有益的尝试，给同学们未来的临床学习打下坚实基础。

在本教材的编写过程中，武汉大学病理中心的病理数据库提供了丰富、新鲜的大体标本和组织切片图片，在此表示衷心的感谢！

武汉大学泰康医学院（基础医学院）病理学教研室

陈洪雷

目　录

MULU

绪　　论

一、学习目的

病理学既是医学专业的基础学科,又是一门独立的临床学科。该门课程的学习目的如下。

(1)通过形态观察认识各种病变,理解疾病的发生、发展规律,掌握各种常见疾病的基本病理特点、诊断及鉴别诊断要点、临床病理联系,巩固病理学理论知识,为临床课程学习打下基础。

(2)培养独立思考、分析与解决问题的能力,严肃认真的科学态度,实事求是的科学作风及严谨周密的思维。

二、切片标本的观察步骤

采用普通光学显微镜观察,玻片标本通常为苏木素-伊红(hematoxylin-eosin,HE)染色,细胞核被染成紫蓝色,胞质及胶原纤维等被染成红色。

(1)先用肉眼观察(或利用倒转的接目镜,贴近切片标本,使之放大),了解整个切片标本的大致情况,初步判断属于何种组织、是否存在病灶,并辨别病灶所在部位及存在显著变化的地方。

(2)低倍镜下观察:观察时,应按从上到下(或从下到上)、从左到右(或从右到左)的顺序移动玻片,全面查看标本以基本确定其属于何种组织,并观察该组织的病变部位和特征,病灶与周围组织的关系。

(3)高倍镜下观察:在低倍镜下进行全面观察的基础上,应用高倍镜放大,以观察单个细胞的细微结构和变化,从而证实低倍镜观察结果的可靠性,进一步识别疾病特征,找出诊断依据。

需要注意的是,当低倍镜下观察到病变全貌后才使用高倍镜,一定要先用低倍镜定位到所要观察的部位,否则在高倍镜下不易找到所需观察的内容,浪费时间和精力。必要时,可反复切换低倍镜与高倍镜对病变组织或细胞进行观察,从而得出符合实际的结论。

三、大体标本的观察与描述

(1)识别标本属于哪种器官或器官的哪部分组织,如肺上叶或肺下叶;有的标本是手术切取标本,常常不易见到正常脏器的完整形态,此时要先查明标本是取自哪种器官或哪部分组织。

(2)观察标本脏器的大小和形态。实质脏器,如肝、肾、脾等,应注意形态是否肿大或缩小,被膜是否紧张或皱缩;有腔脏器,如心、胃、肠等,应注意其内腔是否扩大或变窄,腔壁是否变薄或增厚,以及腔内容物的颜色、性质及容量。同时还要注意器官有无变形,如肝硬化时,病变为结节状。

(3)观察脏器的表面和切面状况,如光滑度(平滑或粗糙),透明度(器官的包膜是薄而透明,还是增厚、混浊而失去透明性),颜色(暗红或苍白,灰白或灰黑,深黄或棕黄等),质地(松软或坚实),湿润度(湿润或干燥)。

(4)观察病灶(脏器中局部病变)的状况。如分布与位置(在器官的哪一部位,分布情况如何),数量(单个或多个,局部或弥散),大小(体积以长×宽×厚表示,面积以长×宽表示,均以 cm

1

为单位,在实际应用中也可以用常见的实物大小来形容,如粟粒大、黄豆大、成人拳头大等),颜色(正常器官应保持其固有的色泽,如有不同着色,往往是由于内源性或外源性色素的影响。如暗红色表示含血量多,黄绿色表示含胆汁,黄色表示含有脂肪或类脂物质,肺上的黑色斑点多为炭末沉着),形态(囊状或实性,乳头状、菜花状、息肉状、蕈状、结节状或溃疡状等),与周围组织的关系(界限清楚或模糊,有无压迫或破坏,与周围组织有无粘连等),质地(如透明变时呈均质状,癌组织呈灰白色、质硬,肉瘤呈鱼肉状、质软等);若系腔性器官,还要注意腔壁(增厚或变薄)、腔内壁(粗糙或平滑,有无突起等)、腔内容物(颜色、性质、容量)、腔外壁(有无粘连等)的情况。

四、描述原则

对病理标本的描述,最重要的是能够如实、客观地描述病理变化。描述应该层次分明,用词准确、清楚、简洁,尤其注意对病理专业术语的应用。一般而言,应遵循由整体到局部、由内(中心)到外(周围)的基本顺序。

五、诊断原则

在观察病理(大体或切片)标本时,应不断联系理论知识对观察到的表象进行分析,并在反复观察与分析总结的基础上做出最终的病理诊断。

病理诊断的描述方式为器官或组织的名称+病理变化,如肝脂肪变、肾脓肿等。目前随着分子病理的进展,诊断名称还需包含分子层面的改变信息,如 TFE3 重排型肾细胞癌等。

六、理论联系实际,认真思考,分析病例

病理学是一门桥梁学科,必须在掌握解剖学、组织胚胎学、生理学、生物化学等基础知识的基础上学习病理学。在标本观察过程中,必须注意以下几点。

(1)理论联系实际。课堂教学所传授的理论是对疾病和某一病变共性的概括,对实习观察具有指导意义,但具体病种和每位患者都具有个性,因此不必局限于教材的内容,应当通过实习观察,加深对理论知识的理解和认识。

(2)病变的发生和发展是一个动态过程。标本显示的只是其中的某一阶段,同学们应学会从这一静态病变中分析病变发生的原因、特点、转归、结局及其可能引起的临床症状和体征。

(3)局部联系整体。把观察到的局部器官或组织病变与全身其他器官的病变联系起来,以更好地理解其相互关系。

(4)肉眼结合镜下,形态结合机能。即把肉眼从大体标本上观察到的病变与显微镜下观察到的组织学改变联系起来,把器官形态改变与其功能障碍联系起来。

(5)病理联系临床。同学们需要将在大体标本或切片标本中所看到的病变与病史摘要中的临床表现联系起来,学会用病理改变去解释临床症状与体征。本书部分章后还附有1~2个病例讨论,通过认真思考,学习用理论联系实际,用病理变化解释患者的临床症状和体征,为今后学习临床课程打下基础。

七、实习守则

(1)遵守实习纪律。不得无故迟到、早退与旷课。若有事缺席,必须向老师请假。

(2)专心实习。实习课上不做与实习无关的事情,保持室内安静与清洁。

(3)实习课前检查各自分发的切片与显微镜,填写登记单并签名,如有缺失或损坏,即时报告老师。实习课结束后,必须将大体标本放回原处,将切片标本归类整理好。

(4)爱护显微镜、大体标本与切片标本。各种标本搜集均极其不易,务必谨慎操作,切勿损坏,如有损坏,立即报告老师。

（5）实习课结束后必须对实验室进行全面清洁，关好门、窗、计算机和水电开关。

（6）若对教学内容、方法以及老师的教学态度等方面存在疑问及意见，请及时向教学部门反馈，以便改进。

（陈洪雷）

第一章　细胞、组织的适应与损伤

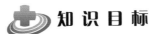

知识目标

掌握：细胞和组织适应性反应——萎缩、肥大、增生、化生的病变特点；细胞和组织损伤性反应——细胞水肿、脂肪变性、玻璃样变性、病理性钙化的病变特点；细胞坏死的病理特点及不同类型的坏死的病变特点。

熟悉：坏死的结局。

了解：淀粉样变、黏液样变、病理性色素沉着的病变特点。

正常细胞和组织由于受到体内外环境变化等持续性刺激，会发生代谢、功能和形态的变化。当生理负荷增加或减少，或者遭遇轻度病理性刺激时，细胞、组织和器官会发生适应性变化；当刺激超过了细胞和组织的适应能力时会发生损伤性变化。

适应（adaptation）性变化在形态学上表现为萎缩、肥大、增生和化生。萎缩（atrophy）是指已发育正常的细胞、组织或器官的体积缩小，通常伴有细胞数量减少，肉眼观察萎缩的器官可见体积缩小、重量减轻、包膜皱缩、颜色加深呈褐色。肥大（hypertrophy）是指细胞、组织或器官的体积增大。增生（hyperplasia）是指器官或组织的实质细胞数量增多。化生（metaplasia）是指一种分化成熟的组织或细胞转化为另一种分化成熟的组织或细胞的过程。化生一般在同源细胞之间进行，常见的化生包括上皮组织化生和间叶组织化生。化生的意义利弊兼有，虽然对组织具有保护作用，但会使细胞失去原有功能，如果引起化生的因素持续存在，则可能引起细胞恶变。

细胞和组织发生损伤后，根据损伤的严重程度，可将损伤分为可逆性损伤（变性）、不可逆性损伤即细胞死亡（坏死、凋亡）两种类型。常见的变性有细胞水肿、脂肪变性、玻璃样变性、病理性钙化等。细胞水肿由细胞内水分过多积聚所引起，几乎是所有细胞损伤中最早出现的表现形式，好发于心、肝、肾等器官的实质细胞。肉眼观察可见器官体积增大，重量增加，包膜紧张；光学显微镜下细胞水肿的病变过程为颗粒变性→胞质疏松化→气球样变。脂肪变性（fatty degeneration）是指中性脂肪特别是甘油三酯蓄积于非脂肪细胞的胞质内。在光学显微镜下观察HE染色的石蜡切片，脂肪变性的细胞胞质内可出现空泡，核常被挤至周边；若将冰冻切片进行苏丹Ⅲ染色，可将脂滴染成橘红色。脂肪变性好发于心、肝、肾、骨骼肌等处的细胞。玻璃样变性（hyaline degeneration）是指细胞内或间质中出现半透明状蛋白质的蓄积。常见的玻璃样变性有细胞内玻璃样变性、纤维结缔组织玻璃样变性和血管壁玻璃样变性。病理性钙化（pathologic calcification）是指在骨和牙齿以外的组织中出现固态钙盐沉积，包括营养不良性钙化和转移性钙化两种类型。

机体内细胞、局部组织的死亡称为坏死（necrosis），可分为凝固性坏死、液化性坏死、纤维素样坏死与坏疽四类。凝固性坏死多见于脾、肾、心肌的缺血性坏死，肉眼观察坏死灶呈灰黄色或灰白色，干燥，质实，与正常组织分界清楚，周边可见暗红色的充血出血带；光学显微镜下可见细胞微细结构消失，组织结构的轮廓可保持数天时间。结核病时由于坏死组织分解较彻底，并且含有较多脂质，故表现为色淡黄、质松软似干奶酪，称为干酪样坏死，是更为彻底的凝固性坏死。液化性坏死是组织坏死后迅速发生崩解、液化，如脓肿、肝细胞溶解性坏死、脑软化和脂肪组织坏死

Note

等。纤维素样坏死是间质结缔组织或小血管壁的一种坏死形式,常见于变态反应性疾病。坏疽是指直接或间接与外界相通部位的大块组织坏死并继发腐败菌感染,呈黑色、暗棕色,伴恶臭等特殊形态变化。坏疽又分为干性坏疽、湿性坏疽和气性坏疽三种类型。

切 片 标 本

1. 心肌褐色萎缩(brown myocardial atrophy) 切片为心肌组织,取自临床死亡病例。

(1)低倍镜下见萎缩的心肌纤维和正常的心肌纤维常相间存在,萎缩的心肌纤维变细,纤维之间的间距变大。

(2)高倍镜下见心肌细胞体积缩小,间隙变大,细胞核两端的胞质中较透明区域内可见棕黄色、大小不等的细小颗粒沉着,即为脂褐素(图1-1)。

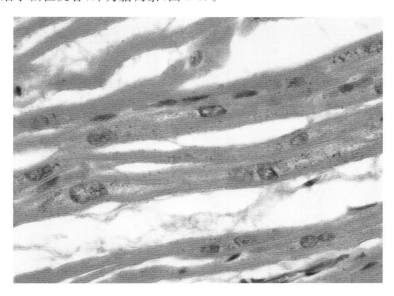

图 1-1　心肌褐色萎缩(高倍镜)

2. 心肌肥大(cardiac hypertrophy) 切片为心肌组织,取自临床死亡病例。

(1)低倍镜下见心肌纤维明显增粗,纤维之间的间距变窄。

(2)高倍镜下见心肌细胞体积增大,核体积亦增大,胞核形态不规则,胞质丰富、红染(图1-2)。

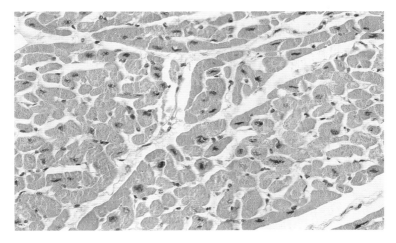

图 1-2　心肌肥大(高倍镜)

3．鳞状上皮化生（squamous metaplasia） 切片为支气管管壁。

（1）低倍镜下见慢性支气管炎时支气管管壁上部分纤毛柱状上皮被鳞状上皮取代，并可见部分黏膜上皮细胞坏死脱落。

（2）高倍镜下见管壁上血管扩张充血，可见淋巴细胞、浆细胞浸润（图 1-3）。

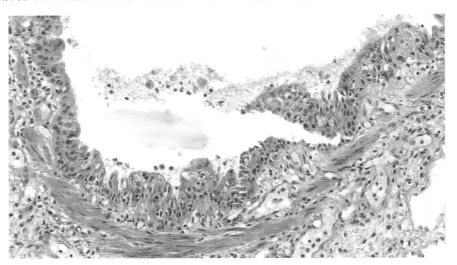

图 1-3 鳞状上皮化生（高倍镜）

4．肝细胞水肿（hepatocellular swelling） 切片为肝组织，取自临床活体组织检查（简称活检）病例。

（1）低倍镜下见大部分肝细胞体积增大，肝细胞索增宽，肝血窦受压变窄或者完全消失。

（2）高倍镜下见肝细胞胞质内充满均质粉染的细小颗粒，部分肝细胞明显肿胀，胞质疏松呈网状、半透明，即为胞质疏松化；部分肝细胞胞质甚至肿胀至完全透明，体积增大到正常的 2～3 倍，呈气球样变（图 1-4）。

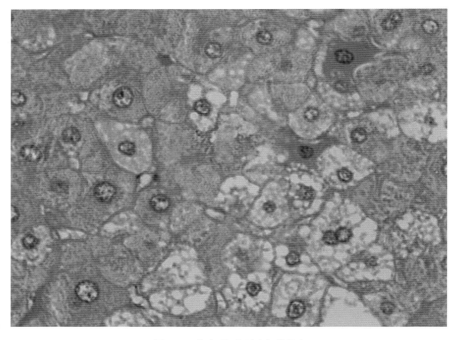

图 1-4 肝细胞水肿（高倍镜）

5. 前列腺增生(hyperplasia of prostate) 切片为前列腺组织,取自临床切除标本。

(1)低倍镜下见前列腺腺体、平滑肌和纤维结缔组织呈现不同程度的增生,增生的腺体散布于增生的平滑肌和纤维结缔组织中,呈岛屿状,部分腺腔高度扩张(图 1-5)。

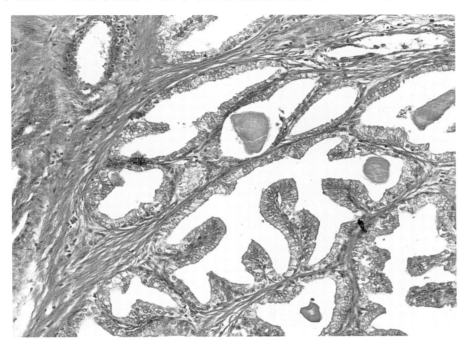

图 1-5 前列腺增生(低倍镜)

(2)高倍镜下见前列腺腺体由内外两层细胞构成,内层为腺泡上皮或导管上皮细胞,呈柱状;外层为基底层细胞,呈立方状或扁平状。腺上皮细胞增生形成乳头状突起,突入腺腔,部分腺腔内可见分泌物浓缩形成的淀粉样小体(图 1-6)。

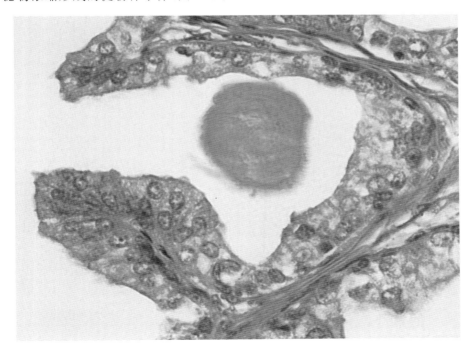

图 1-6 前列腺增生(高倍镜)

6. 肝细胞脂肪变性(hepatocyte steatosis) 切片为肝组织,取自临床活检病例。

(1)低倍镜下见肝小叶结构尚清,肝血窦变窄,肝细胞体积增大,细胞内可见大小不等的球形空泡(图 1-7)。

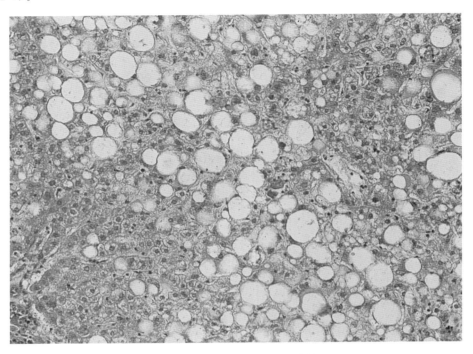

图 1-7 肝细胞脂肪变性(低倍镜)

(2)高倍镜下见肝细胞内有大小不等的圆形空泡(脂滴),界限清楚,有时小空泡相互融合形成大空泡,将细胞核挤向细胞的一侧,似脂肪细胞(图 1-8)。

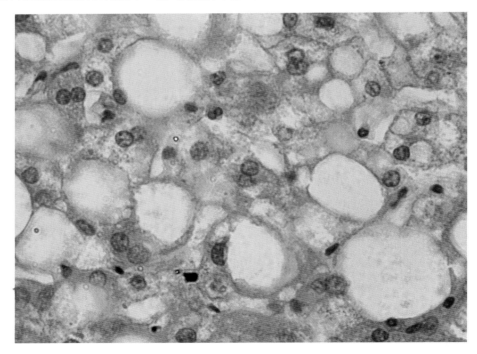

图 1-8 肝细胞脂肪变性(高倍镜)

7. 肝细胞坏死（hepatocyte necrosis） 切片为肝组织，取自临床活检病例。

（1）低倍镜下见肝细胞出现较广泛的变性坏死，肝小叶内有灶状或条带状坏死（图 1-9）。

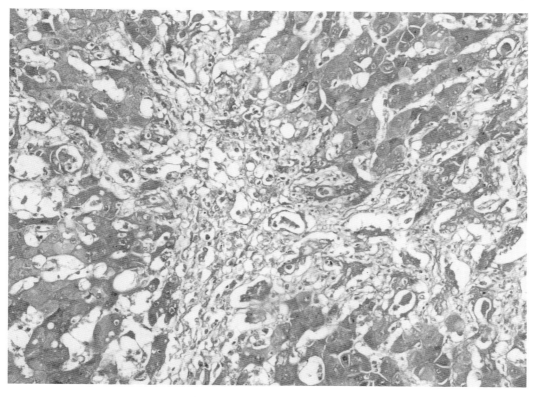

图 1-9 肝细胞坏死（低倍镜）

（2）高倍镜下见坏死灶内肝细胞索解离，可见红染的、无结构的碎片状坏死组织，出现炎症细胞浸润，部分坏死的肝细胞内可见核固缩、核碎裂等（图 1-10）。

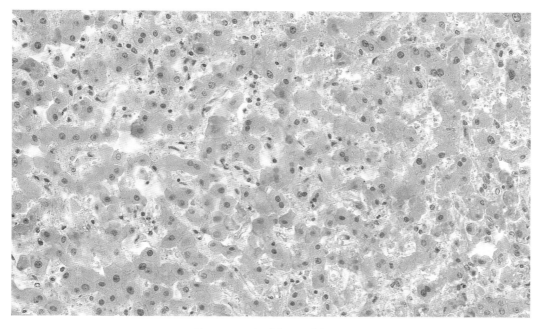

图 1-10 肝细胞坏死（高倍镜）

8. 肾凝固性坏死(coagulative necrosis of kidney) 切片为肾组织,取自临床活检病例。

(1)低倍镜下见肾组织广泛坏死,坏死灶内可见轮廓隐约可辨的肾小球和肾小管结构(图1-11)。

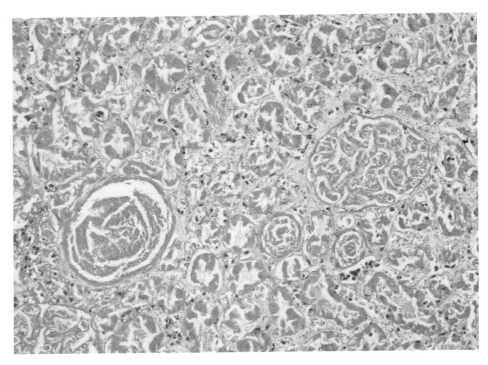

图 1-11 肾凝固性坏死(低倍镜)

(2)高倍镜下见坏死的肾小球和肾小管结构模糊,细胞核消失,胞质红染,细胞外形尚存(图1-12)。

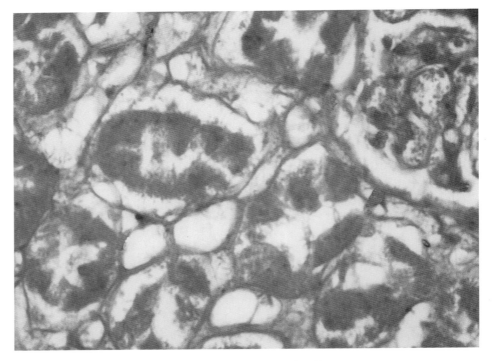

图 1-12 肾凝固性坏死(高倍镜)

9. 脾细动脉玻璃样变性(hyalinization of splenic arterioles) 切片为脾脏,取自临床死亡病例。

(1)低倍镜下见脾脏内多个细动脉管壁增厚,管腔狭窄,甚至闭塞(图1-13)。

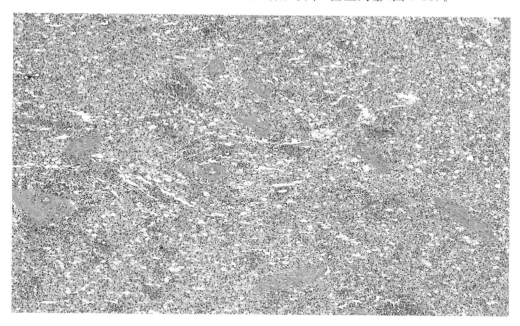

图 1-13 脾细动脉玻璃样变性(低倍镜)

(2)高倍镜下见脾细动脉管壁内皮下有均质、红染、半透明的玻璃样物质沉积(图1-14)。

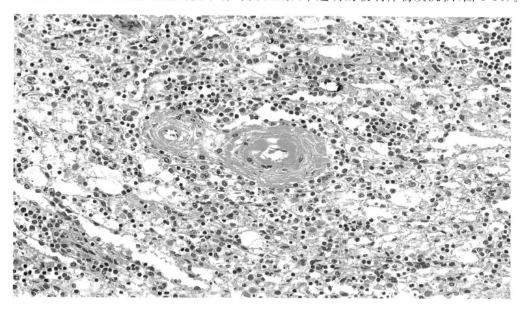

图 1-14 脾细动脉玻璃样变性(高倍镜)

大 体 标 本

1. 脑积水(hydrocephalus) 标本取自一先天性脑积水患儿。

两侧大脑半球因脑积水而发生压迫性萎缩,仅留下环状的脑组织贴附于大脑镰上,脑室腔与大脑顶部蛛网膜下腔穿通,表面脑回变窄,脑沟变深、变宽(图1-15)。

Note

2. 心脏萎缩(atrophy of heart) 标本取自临床死亡病例。

心脏体积缩小,重量减轻,心尖变锐,颜色加深,心室壁变薄,心脏表面的冠状动脉呈蛇形弯曲(图 1-16)。

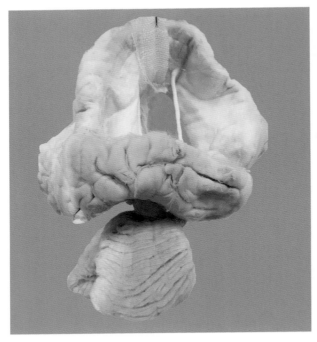

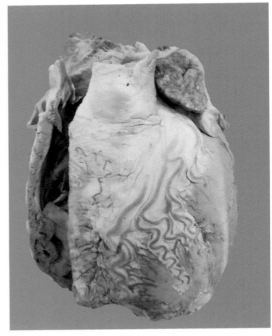

图 1-15 脑积水

图 1-16 心脏萎缩

3. 心肌肥大(myocardial hypertrophy) 标本取自一高血压死亡病例。

心脏体积明显大于正常心脏,重量增加,左心室壁显著增厚,约 2 cm(正常心脏一般与其本人拳头大小相等,重约 250 g,左心室壁厚度为 0.8~1.2 cm),肉柱及乳头肌增粗(图 1-17)。

4. 脂肪肝(fatty liver) 标本取自临床死亡病例。

肝脏表面光滑,切面与表面呈淡黄色,质软,边缘钝,切面有油腻感(此标本为先固定后切开制作而成,因此肝脏体积增大、被膜紧张等一般病变特征不明显)(图 1-18)。

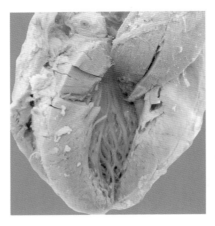

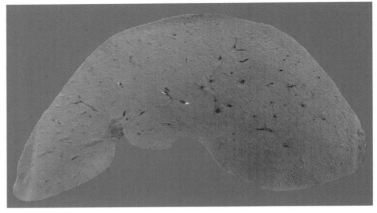

图 1-17 心肌肥大

图 1-18 脂肪肝

5. 肾脏干酪样坏死(caseous necrosis of kidney) 标本取自一肾结核患者。

肾脏表面可见多个结节状隆起,切面可见皮、髓质分界不清,有多个大小不等的空洞形成,洞壁粗糙,附着有淡黄色、质地细腻、似干奶酪样的坏死物,为肾结核形成的干酪样坏死。干酪样坏死物液化后经输尿管道随尿排出体外,在肾脏局部留下的空腔即为空洞。肾盂黏膜因受病变侵犯而致表面粗糙不平(图1-19)。

6. 脾凝固性坏死(coagulative necrosis of spleen) 标本取自临床脾脏切除病例。

脾外形完整,表面较光滑,切面可见坏死灶呈扇形或三角形,灰白色,干燥,质实,界限清楚,周围可见由于炎症反应而形成的充血出血带(图1-20)。

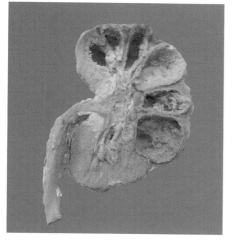

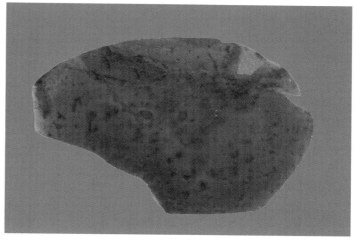

图1-19 肾脏干酪样坏死

图1-20 脾凝固性坏死

7. 淋巴结干酪样坏死(caseous necrosis of lymph node) 标本取自临床送检病例。

淋巴结肿大,被膜较完整,周围附有软组织,切面大部分区域呈不规则坏死。坏死组织呈淡黄色,质地松软,状似奶酪,其间可见灰白色米末状钙化小灶(图1-21)。

8. 手干性坏疽(hand dry gangrene) 手背呈黑褐色,干固皱缩,与正常组织之间有明显的分界线(图1-22)。

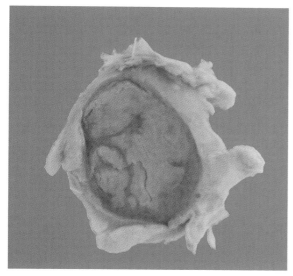

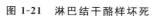

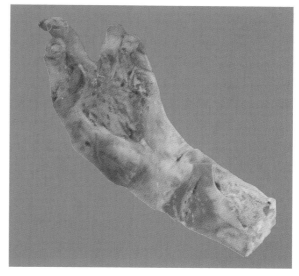

图1-21 淋巴结干酪样坏死

图1-22 手干性坏疽

9. 脾被膜玻璃样变性(hyalinization of the splenic capsule) 脾脏体积增大,部分被膜明显增厚,呈灰白色半透明状,质地坚韧,失去弹性(图1-23)。

10. 脑液化性坏死(liquefactive necrosis of brain) 标本取自乙型脑炎尸检病例。

大脑半球冠状切面皮质及豆状核处可见多数蚀状缺损,为脑组织坏死、液化后所致(图1-24)。

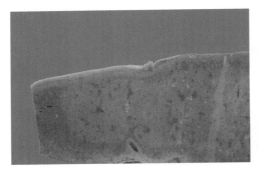

图 1-23　脾被膜玻璃样变性

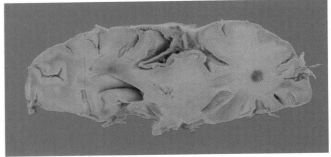

图 1-24　脑液化性坏死

▶▶ 思考题

一、名词解释

萎缩;化生;细胞水肿;脂肪变性;玻璃样变性;坏死;坏疽

二、问答题

1. 以心肌褐色萎缩为例,试描述萎缩时的病变特点。

(回答要点:肉眼器官体积、大小、重量、颜色变化;镜下细胞体积、数量的变化)

2. 试述化生常见的类型及生物学意义。

(回答要点:上皮组织、间叶组织;意义利弊兼有)

3. 简述玻璃样变性的类型,并各举一例。

(回答要点:血管壁、细胞内、纤维结缔组织)

4. 列表比较干性坏疽与湿性坏疽的不同之处。

(回答要点:部位、发生条件、病理变化、影响)

病例讨论

患者王某,男,65 岁。以"发热 1 周,反复咳嗽、咳痰 25 年"入院。

患者有长期大量吸烟史。自 25 年前每逢冬、春季常出现咳嗽,咳少量灰白色黏液痰,诊断为"慢性支气管炎"。病变反复,咳嗽、咳痰逐渐加重,有时痰为黄色脓性,黏稠,不易排出。3 年前开始劳动后常感心悸、呼吸困难。2 年前开始出现双下肢凹陷性水肿。1 周前受凉后发热,咳嗽加重,咳脓性痰,呼吸困难加剧,不能平卧,急诊入院。

临床诊断为:肺部感染,慢性肺源性心脏病。入院后第 3 天,患者突然出现抽搐、意识不清,心率增至 180 次/分,抢救无效死亡。

病理检查:

(1)呼吸道:各级支气管均受病变累及,但以细支气管最为严重。主要变化是黏膜上皮纤毛发生粘连、倒伏或脱落,上皮细胞变性、坏死,部分区域的黏膜上皮被鳞状上皮取代;黏液腺体增多并肥大,分泌亢进;管壁上平滑肌细胞数量减少,纤维结缔组织增生,有淋巴细胞和中性粒细胞浸润。

(2)心脏:右心室体积明显增大,室壁肥厚,乳头肌和肉柱增粗。镜下可见心肌细胞体积增大,核大且深染。

(3)脑:脑组织体积缩小,重量减轻,脑回变窄,脑沟深且宽,镜下可见神经元(神经细胞)体积缩小,数量明显减少。

讨论:

患者哪些器官出现了适应性反应?试述其病变的发生与发展过程。

(回答要点:化生、肥大、增生、萎缩)

参 考 文 献

［1］ 卞修武,李一雷.病理学［M］.10 版.北京:人民卫生出版社,2024.
［2］ 陈杰,周桥.病理学［M］.3 版.北京:人民卫生出版社,2015.
［3］ 高子芬,李良,宋印利.病理学［M］.4 版.北京:北京大学医学出版社,2014.

（张丹丹）

第二章 损伤的修复

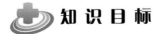

掌握：再生的概念和类型；肉芽组织的形态特征及其在创伤愈合中的作用；一期愈合与二期愈合的区别；皮肤创面愈合与骨折愈合的过程。

熟悉：影响创伤愈合的因素。

了解：肉芽组织和瘢痕组织的形成过程和机制。

当机体遭受损伤，造成部分细胞和组织缺失后，机体对所形成的缺损进行修补、恢复的过程，称为修复（repair）。经过修复后，原有组织的结构和功能可完全或部分恢复。参与修复的主要成分包括各种细胞和细胞外基质。修复过程可分为两种不同的形式，一种是由损伤周围的同种细胞进行修复，称为再生（regeneration），如果能够完全恢复原有组织的结构及功能，则称为完全再生；另一种是由纤维结缔组织进行修复，称为纤维性修复，修复后会形成瘢痕，故也称为瘢痕修复。在多数损伤发生的情况下，由于涉及多种组织，上述两种修复形式常同时存在。另外，在组织损伤和修复的过程中，常有炎症反应发生。

切 片 标 本

1. 肉芽组织（granulation tissue）

（1）低倍镜下观察，可见组织表面为红染无结构的坏死物，其下有水肿细胞（淡染），并可见大量新生薄壁毛细血管，其排列方向多与创面垂直，在接近表面处互相吻合（图 2-1）。

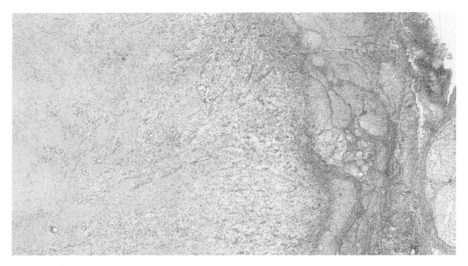

图 2-1 肉芽组织（低倍镜）

（2）高倍镜下见肉芽组织表面有一层纤维素性渗出物，其下有大量新生的毛细血管向表面垂直生长，其间可见呈胖梭形的细胞，核为圆形或卵圆形，染色质较疏松，核膜清楚，还可见有红染的小核仁的纤维母细胞。肉芽组织深部的血管减少，纤维母细胞逐渐成熟并转变为纤维细胞，并有胶原纤维形成，其排列方向与表面平行。同时，在肉芽组织中可观察到各种炎症细胞浸润（图2-2）。

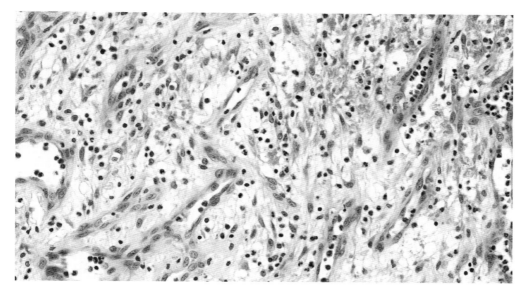

图 2-2　肉芽组织（高倍镜）

（3）诊断要点：①有新生毛细血管；②有纤维母细胞增生及炎症细胞浸润；③肉芽组织表面可见一些纤维蛋白和少许坏死物；④肉芽组织深部可见致密的纤维组织（瘢痕组织）。

2. 瘢痕组织（scar tissue）

（1）低倍镜下可见大量胶原纤维束呈平行或交错状排列，瘢痕组织内血管数量明显减少（图2-3）。

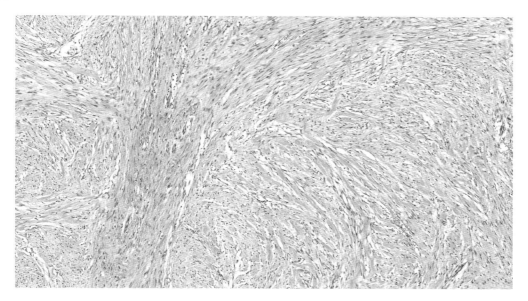

图 2-3　瘢痕组织（低倍镜）

（2）高倍镜下可见成纤维细胞转变为纤维细胞，产生大量胶原纤维，胶原纤维明显增粗，互相融合形成粗大的胶原纤维束，局部可发生玻璃样变性。纤维细胞较小，胞质较少，弱嗜酸性，胞核细长，染色较深（图 2-4）。

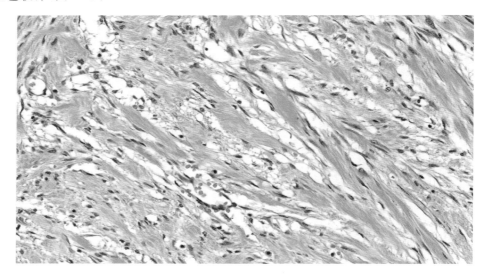

图 2-4　瘢痕组织（高倍镜）

（3）诊断要点：①血管减少、闭合、退化，甚至消失；②成纤维细胞转变为纤维细胞，纤维细胞较小，胞质较少，弱嗜酸性，胞核细长，染色较深；③炎症细胞减少或消失；④胶原纤维明显增粗，互相融合形成粗大的胶原纤维束，局部可发生玻璃样变性。

大 体 标 本

1. 肉芽组织　创伤表面可见大面积颜色鲜红、质地柔软、湿润、表面呈均匀细颗粒状的肉芽组织，形态鲜嫩，用手触之易发生出血（图 2-5）。

2. 不健康的肉芽组织　由于局部组织感染，血液循环障碍或有异物存在等原因，肉芽组织生长不良，临床称为不健康的肉芽组织。肉眼观颜色苍白、组织水肿、松弛无弹性、表面颗粒不均匀，覆盖有黄白色脓性渗出物（图 2-6）。

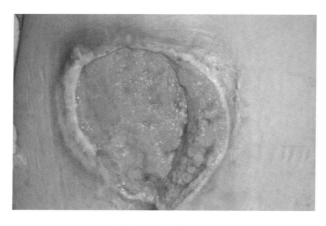

图 2-5　肉芽组织

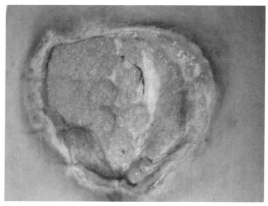

图 2-6　不健康的肉芽组织

3. 瘢痕组织　肉眼观颜色苍白、质地坚韧、表面不光滑、凹凸不平(图 2-7)。

4. 一期愈合　常见于组织缺损少、创缘整齐、无感染、经黏合或缝合后创面对合严密的伤口，例如外科手术切口。皮肤切口处形成较整齐而窄的一条线状瘢痕(图 2-8)。

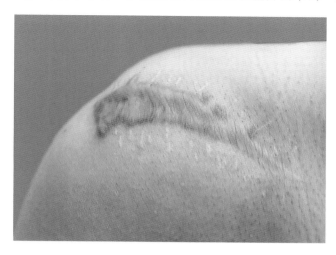

图 2-7　瘢痕组织

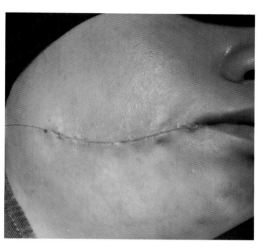

图 2-8　一期愈合创面

5. 二期愈合　常见于组织缺损较大、创缘不整齐、哆开、不能够严密对合或伴有感染的伤口。皮肤伤口处瘢痕大且不规则(图 2-9)。

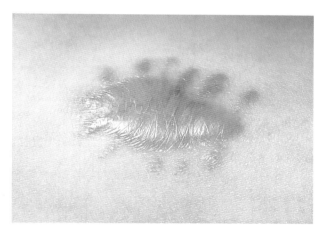

图 2-9　二期愈合创面

　　二期愈合较一期愈合的不同之处：①由于坏死组织多或伴有感染，局部组织可继续发生变性、坏死，炎症反应明显，只有在感染被控制、坏死组织被清除之后，组织才能开始再生。②伤口大，伤口收缩明显，伤口内肉芽组织形成较多。③愈合时间较长，形成的瘢痕较大，抗拉力强度较弱。

▶▶ 思考题

　　1. 肉芽组织在肉眼及镜下观察时分别有何特点，在创面修复过程中可发挥哪些作用？

　　(回答要点：肉芽组织镜下观可见由新生薄壁的毛细血管及增生的成纤维细胞构成，并伴有炎症细胞浸润；肉眼观表现为鲜红色、颗粒状、柔软湿润，形似鲜嫩的肉芽，故而得名。在创面修复中可发挥收缩与填充伤口、抗感染、保护和促进伤口愈合的作用)

　　2. 机体各种组织的再生过程有何不同？

(回答要点:具体参见《病理学》教材)

3. 一期愈合和二期愈合各有哪些特点?在处理伤口时应如何为一期愈合创造条件?

(回答要点:一期愈合的特点为损伤程度轻,组织缺损少,没有感染,创缘整齐,愈合质量好,以细胞修复为主。二期愈合的特点为损伤程度重,组织缺损大,创缘、创面不整齐,创口内有异物、血凝块、坏死组织及炎性产物,可伴有细菌感染,愈合质量较差,愈合过程复杂。为一期愈合创造条件的关键点包括:①确保伤口清洁;②保持创缘、创面整齐;③预防感染;④进行缝合;⑤给予适当的营养支持)

病例讨论

患者,男,27 岁,于入院前 40 分钟,因工作操作不慎,左侧手臂远端被机器完全截断,离断的远端肢体落入货品收集槽内。工友紧急护送患者及断肢入院,医生立即施行手术,用接骨板和螺丝钉固定桡骨,并用丝线间断缝合骨膜,对端缝合各肌腱,套接桡动脉和尺动脉、头静脉和腘静脉。自损伤至动脉血流恢复时间为 4 小时。依次缝合正中神经、尺神经及尺神经背侧支的神经鞘,皮下组织及皮肤亦予缝合。患肢用石膏托固定,术后 3 个月施行第 2 次手术,去除螺丝钉与接骨板,并进行神经及肌腱松解术,术后 7 个月,断肢全部愈合,患者感觉功能亦已恢复。

讨论:

患者行断臂再植手术后,各有关组织是如何愈合的?

(回答要点:骨组织愈合的四个阶段;肌组织的愈合;血管的愈合;神经组织的愈合和皮肤组织的愈合)

知识拓展

创面修复新材料——生物黏附材料

创面修复的传统材料主要为缝合线,其存在许多的缺点,譬如可能对周围组织造成额外创伤、操作要求高等。近年来,光响应生物黏附材料在组织修复应用方面发展迅速,关于取代手术缝合线的研究也越来越多。在创伤中的软组织修复方面,国内已有科研团队研究出了一种具有优异性能的聚氨基酸光控贴片密封胶水,实验发现在紫外线的照射下,其能够与组织迅速黏附,使用光激活的聚氨基酸光控贴片密封胶水只需按压缺陷部位 15 秒,即可快速牢固地密封多个内脏器官的开放性伤口,而且还可以应用于兔胃穿孔模型中的伤口闭合和胃的全层修复,这对进一步开发智能生物黏附材料提供了具体思路。

智能生物黏附材料是指能够通过感知特定的生理环境及外部刺激等因素,做出适度响应来改变其形态和性能的生物黏附材料。其具有独特的物理、化学和生物学特性,应用途径包括快速止血、体表体内黏附及促进创面愈合等,近年来在创伤闭合、组织修复、电子皮肤等众多医学领域中受到广泛关注与研究。与传统黏附材料相比,智能生物黏附材料具有独特的刺激响应特性,根据人体内外的应用场景来划分,可将刺激因素分为体内刺激因素(化学组分、pH、氧化剂和酶等)和体外刺激因素(温度、超声波、光等)。每种特定刺激因素均具有不同的响应特点,一般是通过不同的刺激形式来改变智能生物黏附材料的表面形貌和材料性质,进而影响材料的功能与应用。到目前为止,由于其生物相容性、环境友好性及具有特定的智能响应行为等优势,智能生物黏附材料已经逐渐在很多应用场合实现了对传统缝合线或黏合剂的替代,在临床应用中占据了重要地位。

参 考 文 献

［1］ 卞修武,李一雷.病理学［M］.10 版.北京:人民卫生出版社,2024.

［2］ 王连唐.病理学［M］.4 版.北京:高等教育出版社,2023.

［3］ Kumar V,Abbas A K ,Aster J C. Robbins basic pathology［M］.10th ed. Amsterdam:Elsevier,2018.

（王　霞）

第三章 局部血液循环障碍

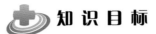

知 识 目 标

掌握:淤血的概念、病变及后果;血栓形成的条件、过程、分类及后果;栓塞的类型及病变过程;梗死的概念、类型、病变特点及后果。

熟悉:淤血、梗死的发生原因。

了解:出血的类型。

细胞和组织的健康与循环血液提供氧气和营养物质,并去除细胞新陈代谢产生的废物关系密切。正常情况下,血管壁结构完整,血液通过毛细血管床,血浆中的蛋白质可保留在脉管系统内,水和电解质则进出组织达到平衡状态。一旦这种平衡受到病理干扰被打破,即会发生局部血液循环障碍,其中最常见的病理过程有充血、淤血、出血、缺血、血栓形成、栓塞和梗死。

充血又称动脉性充血,是由于组织或器官动脉输入血量增多,导致局部组织或器官的血管内血液含量增多,是一种主动过程。淤血是由于静脉血液回流减少,导致局部组织或器官的血管内血液含量增多,是一种被动过程。出血是指血液自心脏、血管腔外溢到体外、体腔或组织间隙。缺血是指组织或器官的血液供应减少或停止。血栓形成是指血液在流动状态下,由于血小板的活化或凝血因子被激活,血液发生凝固。栓塞是指活体内正常循环的血液中出现了异物或不溶于血液的物质,随血流运行,阻塞血管腔的现象。梗死是由于动脉血管阻塞,同时又不能建立有效的侧支循环,局部组织因缺血缺氧而发生坏死。

切 片 标 本

1. 慢性肺淤血(chronic pulmonary congestion) 肺组织切片,取自尸检病例,用于观察淤血的基本病理变化和肺淤血的形态特点。切片包括两种,分别为慢性肺淤血早期病变和慢性肺淤血晚期病变,两种切片的特点不完全一样,应注意观察。

(1)慢性肺淤血早期病变,低倍镜下见肺泡壁毛细血管扩张充血,肺泡壁明显增厚,肺泡腔内充满了粉红色均匀物质,即含蛋白质的水肿液(图3-1)。高倍镜下可见肺泡腔内有数量不等的红细胞,这是高度淤血造成的漏出性出血所致,有时可以看到少量黑色不规则形状的尘细胞,有的肺泡腔内还可见一些脱落的肺泡上皮细胞(图3-2)。

(2)慢性肺淤血晚期病变,低倍镜下可见肺泡壁毛细血管扩张,肺泡壁及肺间质有一定程度的纤维组织增生,但肺泡腔内水肿不明显,在肺泡腔内可见到一些体积较大、胞质内充满棕黄色颗粒(含铁血黄素)的巨噬细胞,这种吞噬有含铁血黄素的巨噬细胞称为心衰细胞(图3-3)。

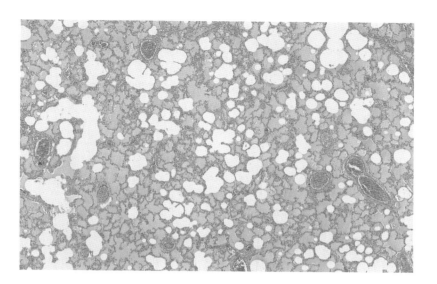

图 3-1 慢性肺淤血早期(低倍镜)

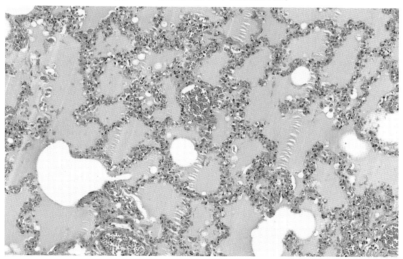

图 3-2 慢性肺淤血早期(高倍镜)

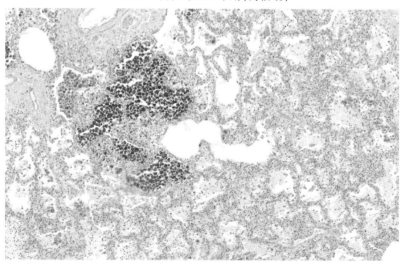

图 3-3 慢性肺淤血晚期(低倍镜)

典型的慢性肺淤血镜下特点包括:①肺泡壁毛细血管扩张充血;②肺水肿;③肺泡腔内有心衰细胞;④长期慢性肺淤血,肺间质可出现纤维结缔组织增生。由于取材所处的病变阶段不一样,有早期病变和晚期病变的区别,应注意观察。

2. 慢性肝淤血(chronic hepatic congestion) 肝脏组织切片,取自尸检病例。

(1)低倍镜下首先找到肝小叶间的门管区及肝小叶的中央静脉,大致可见肝小叶的结构(图3-4)。

图 3-4 慢性肝淤血(低倍镜)

(2)高倍镜观察,可见肝小叶中央静脉扩张充血,管壁增厚,中央静脉附近肝窦明显扩张,邻近肝细胞萎缩,此为淤血所致;还可见肝小叶周边及淤血区附近肝细胞体积增大,胞质内出现多数大小不一、界限清楚的圆形空泡,此为脂肪变性(图 3-5)。

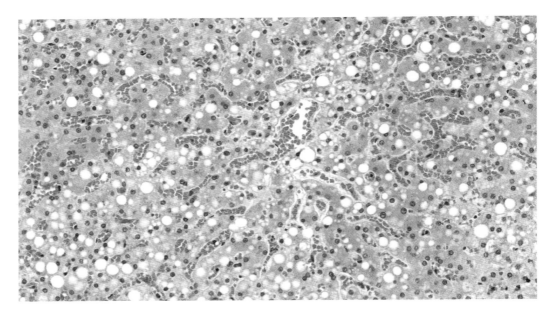

图 3-5 慢性肝淤血(高倍镜)

上述淤血区与脂肪变性区可相间出现,并且相邻肝小叶淤血区与脂肪变性区还可相互连接起来,这种镜下的病变特点,构成了肉眼观"槟榔肝"的红黄相间的花纹。

需要注意的是,肝细胞索与肝窦的正常宽度比例约为 2∶1,慢性肝淤血时二者宽度可能相等,甚至颠倒。

3. 静脉内混合血栓(intravenous mixed thrombus) 此标本取自临床手术送检病例。

(1)低倍镜下见纤维脂肪组织中有一血管横切面,血管壁较薄,为一静脉,血管腔内有一红染的团块状物,此即血栓(图 3-6)。

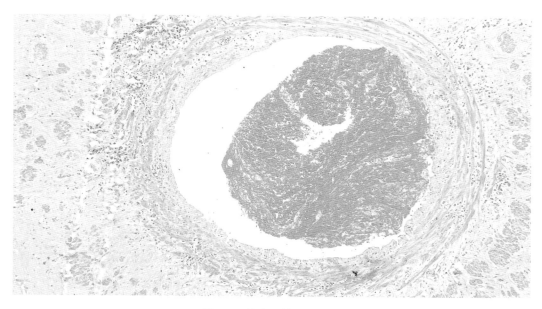

图 3-6 静脉血栓(低倍镜)

(2)仍用低倍镜观察,见血栓边缘与血管壁附着,并见血栓由一层层粉红色条带(白色血栓)和一层层鲜红色红细胞(红色血栓)混合而成(图 3-7)。

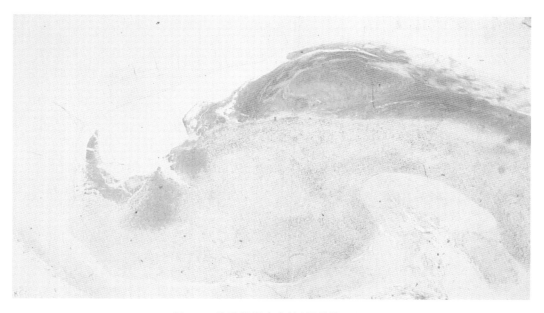

图 3-7 静脉性混合血栓(低倍镜,2×)

25

（3）高倍镜下，见粉红色条带呈细颗粒状，是由已变性的血小板构成，这些粉红色条带构成了血小板梁，血小板梁表面有许多白细胞附着。在血小板梁之间可见粉红色丝状纤维蛋白连接成网，网眼内充满红细胞（图3-8）。

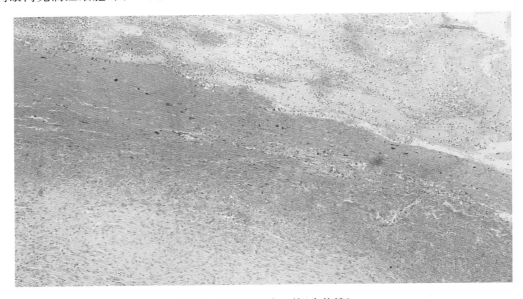

图 3-8　静脉性混合血栓（高倍镜）
自上而下分别为白色血栓、红色血栓、机化血栓

（4）部分切片的血栓中可见大量纤维细胞和数量不等的毛细血管，血小板梁和纤维素网模糊不清，此为机化血栓（图3-9）。

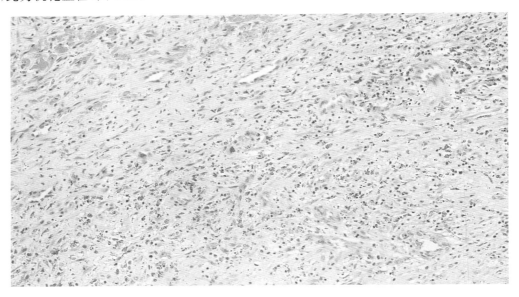

图 3-9　静脉性混合血栓-机化血栓（高倍镜）

大 体 标 本

1. 慢性肝淤血　肝脏标本，取自尸检病例。

肝脏体积增大，被膜紧张。切面质地较实，隆起，边缘外翻，表面及切面均可见红黄相间的网络状花纹,状如中药槟榔切面,故名"槟榔肝"(图 3-10)。

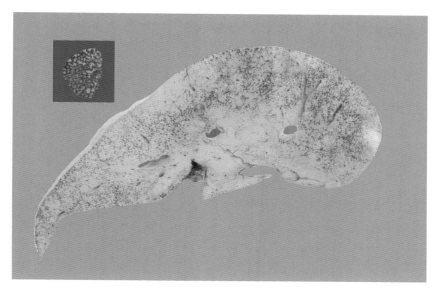

图 3-10 肝淤血

2. 肺动脉栓塞(pulmonary embolism) 肺脏标本,取自尸检病例。

肺脏切面见肺动脉管腔充满大小不等的灰红色血栓(经福尔马林溶液固定后呈此色)(图 3-11)。

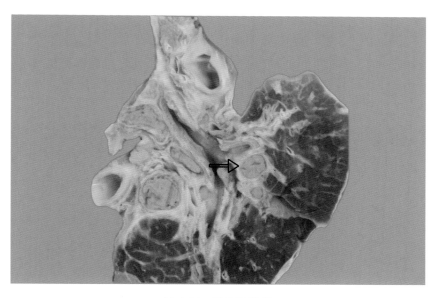

图 3-11 肺动脉栓塞

3. 肺出血性梗死(hemorrhagic infarct of lung) 肺脏标本,取自尸检病例。

肺脏切面呈淡褐色,可见黑色斑点状炭末沉着,于被膜下可见三角形暗红色出血梗死灶,病灶底部朝向肺表面,尖端指向肺门,梗死灶周围充血出血带不明显(图 3-12)。

4. 肾贫血性梗死(anemic infarct of kidney) 肾脏标本,取自尸检病例。

肾切面见皮、髓质分界清楚,肾被膜下可见 1~2 个略呈三角形的灰白色梗死灶,其底部朝向肾表面,尖端指向肾门,病灶周围的充血出血带不明显(图 3-13)。

5. 脾贫血性梗死(anemic infarct of spleen) 脾脏标本,取自尸检病例。

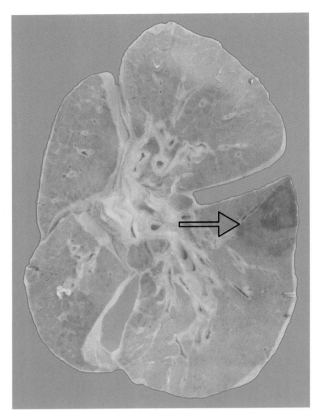

图 3-12 肺出血性梗死

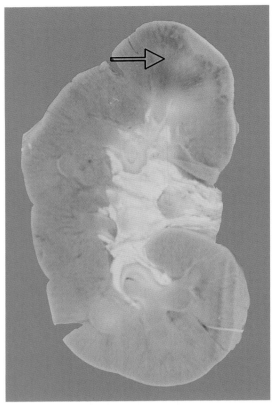

图 3-13 肾贫血性梗死

切面见脾被膜下有一个或多个三角形梗死灶,其尖端指向脾门,底部朝向被膜。病灶多呈灰白色,有的梗死灶已经机化且发生玻璃样变性,呈灰白色半透明状,病灶周围可见暗红色充血出血带,与正常组织交界处有黄色炎症反应带(图 3-14)。

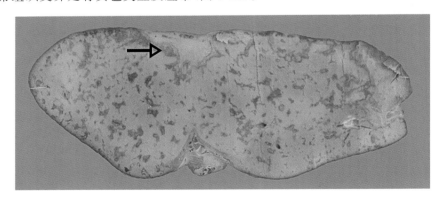

图 3-14 脾贫血性梗死

▶▶ 思考题

1. 根据慢性肝淤血的镜下特点,请阐述肝切面红黄相间的网络状花纹是如何形成的。

(回答要点:淤血与缺血缺氧造成的脂肪变性同时存在)

2. 血栓形成、栓塞、梗死三者间有何关系?是否存在必然的因果关系?为什么?

(回答要点:血栓形成后如果脱落,可堵塞血管造成栓塞,栓塞可造成梗死。体积较大的血栓形成后堵塞血管也可造成梗死,但如果血栓能够被及时溶解或移走,梗死可能不会必然发生)

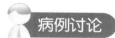

病例讨论

患者,男,44岁,患慢性风湿性心脏病20年。从2年前起自觉心慌气短,但能坚持工作。近年来,下肢经常水肿,此次入院前1个月开始发热,心慌加重,夜间不能平卧。入院后血培养见草绿色链球菌,用抗生素治疗效果不佳。住院期间,患者双下肢长时间多次输液。2010年4月9日晚10时,值班护士发现患者突然呼吸困难,面色发紫,经抢救无效死亡。

尸检见心脏二尖瓣、主动脉瓣狭窄及闭锁不全,二尖瓣、主动脉瓣被破坏并有赘生物形成。肺动脉血栓栓塞,右肺动脉远端腔内有长5 cm、直径1 cm的圆柱形血栓堵塞;同侧上、中、下肺动脉及其远端分支内均见有血栓栓塞,左肺动脉分支内亦有血栓栓塞。右侧股静脉内见有血栓。心脏明显增大,左心室肥厚,双肾陈旧性贫血性梗死。

讨论:

患者死亡的主要原因是什么? 以该患者为例,说明为什么会有血栓形成。

(回答要点:死亡的主要原因可能是下肢静脉血栓脱落,随血液运行到肺部发生急性肺栓塞。该患者有慢性风湿性心脏病史20年,长期慢性病程造成患者心脏瓣膜变形,又使其易发生感染性心内膜炎;长期瓣膜病还可造成血流动力学改变,结合症状,患者出现心力衰竭,进一步又引起血流缓慢。此次患者住院双下肢长时间多次输液,血管壁的损伤以及活动受限,导致下肢血栓形成)

思政课堂

生死时速——22小时抢救羊水栓塞产妇

羊水栓塞——一个令所有妇产科医生谈之色变的词,也被称作"死神抽签",其发病率极低,但一旦出现,病程进展迅速,病死率极高。因此,医生形容救治羊水栓塞患者如同跟"死神"抢夺生命一般。

2024年1月,湖北省妇幼保健院的医护人员就经历了一起惊心动魄的生死时速抢救,20多名医护人员,花费22小时从"死神"手中救回羊水栓塞产妇。

产妇王女士,31岁,2024年1月6日下午2时左右于产房待产时突然出现咳嗽、手臂挥舞、抽搐、意识障碍等症状。

助产组组长迅速想到可能发生了羊水栓塞,"羊水栓塞意味着羊水中的异物进入血液,产妇会出现严重类过敏反应,导致心肺功能衰竭以及凝血功能障碍。产妇和孩子可能都保不住!"羊水栓塞作为产科急救的重要内容,医院每月都会进行一次针对性的演练。凭借多次演练的"肌肉记忆",医护人员第一时间为王女士静脉推注抗过敏药物,同时立即通知上级医生。在产房守护的产科、麻醉科、新生儿科等医护团队迅速将王女士推至待产室旁的产房手术室。医院启动"全院MDT紧急救治预案",妇科、成人ICU、检验科、医学影像科等专家纷纷收到通知,赶往现场参加抢救。

王女士的丈夫此前从未关注过"羊水栓塞",当看到如雪片般传来的各种病情告知书和知情同意书时,紧张失措,但是他选择全方位信任医疗团队,只恐签字速度慢了,耽误治疗。

手术团队很成熟,迅速通过剖宫产术娩出一个足月健康男婴,但"死神"依旧如影随行。孩子娩出后,王女士情况突然恶化,呼吸循环极不稳定,严重凝血功能障碍导致剖宫产创面开始大量出血。这时,各科室的专家先后赶到,20多名医护有序分工协作,成人

ICU 主任、成人内科负责人通过不间断的凝血功能、血气、血常规、电解质监测,及时进行精准成分输血。手术麻醉科副主任带领团队密切监测患者生命体征变化,选择合适的麻醉药物,保证供氧、维持血流动力学稳定等,检验科副主任保障血液制品充足供应。

纤维蛋白原、冷沉淀、血浆、红细胞、血小板……源源不断地输入王女士体内。除了凝血功能障碍,王女士还先后遇到呼吸衰竭、心力衰竭、肾衰竭等问题,生命体征极不稳定,多次报危急值。剖宫产后,王女士伤口始终在渗血,一般情况下,需要进行子宫切除以解决出血问题。但医护人员权衡各项生命指征,一致决定再撑一会儿,等待纠正凝血功能,争取为王女士保住子宫。在输入约 4300 mL 血液制品后,转机出现了,王女士导尿袋中的血尿变清,可以看到出血像拔丝苹果一样拉出丝,这意味着凝血功能障碍得到改善,血能止住,子宫保住了。几小时后,王女士生命体征基本恢复正常。"救过来了!"现场所有人都松了一口气。

术后,生命接力仍在继续。王女士被推进成人 ICU,她仍存在肺动脉高压、肺不张、胸腔积液、肝功能异常、神经功能受损等风险。那晚,产科和重症医学科几位专家的任务同样艰巨,他们一夜未眠,守护在王女士床旁,观察她的身体情况,并根据数据变化,及时进行处理,一刻不敢松懈。幸运的是,后续救治接连取得突破性进展,病情得到快速控制,王女士循环及呼吸稳定。

2024 年 1 月 7 日上午 10 时,尝试减少镇静药物用量后,王女士逐渐恢复了部分意识。中午 12 时,经过 22 小时的奋战,王女士成功拔除气管插管,意识完全恢复,各脏器功能正常,无神经功能、肾功能损伤等并发症。

羊水栓塞抢救早期识别和快速高效的团队合作是关键,医护的精准判断,熟练迅速地组织抢救,安全产房人员、设备齐全,快速集结的"顶配"多学科救治团队,充足的血液制品和药物储备,以及家属的充分信任都是救治成功的必要条件。

(郭 卫)

参 考 文 献

[1] 卞修武,李一雷.病理学[M].10 版.北京:人民卫生出版社,2024.

[2] 王连唐.病理学[M].4 版.北京:高等教育出版社,2023.

[3] Kumar V,Abbas A K,Aster J C. Robbins basic pathology[M].10th ed. Amsterdam: Elsevier,2018.

Note

第四章　炎　　症

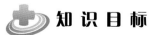

知识目标

掌握：炎症的概念、分类、发生原因；炎症的基本病理变化；炎症的局部表现和全身反应；急性炎症过程中的血管变化；急性炎症的病理类型、病变特点与结局；非特异性慢性炎症的病理变化；肉芽肿性炎症的概念、病因、类型及病变特点。

熟悉：白细胞吞噬作用及其发生机制；炎症介质的概念、类型和主要作用；急性炎症过程中白细胞渗出的机制；一般慢性炎症的病理变化和特点。

了解：炎症反应过程中花生四烯酸的代谢。

炎症（inflammation）是具有血管系统的活体组织面对各种损伤因子的刺激所发生的以防御反应为主的基本病理过程。许多常见病如疖、肺炎、肝炎、脑膜炎、伤寒、痢疾、结核病等均属于炎症范畴。炎症是在生物进化过程中形成的消除损害、保护机体的反应，血管反应是炎症过程的中心环节。任何炎症反应过程中都有三个基本病理变化，即变质、渗出、增生，早期以变质和渗出为主，后期以增生为主，但每一种炎症往往以其中的某一种改变为主。在不同的炎症分类中，急性炎症常以渗出和变质为主。其中渗出性炎又可根据渗出物的成分和主要特点分为浆液性炎、纤维素性炎、化脓性炎和出血性炎等。浆液性炎以大量浆液渗出为特点，常发生于黏膜、浆膜或关节滑膜，见于急性炎症的早期；纤维素性炎以渗出物中含有大量纤维素为特征，是血管壁严重损伤、通透性明显增加的结果，常发生于黏膜、浆膜和肺组织；化脓性炎以渗出大量中性粒细胞，并伴有不同程度的组织坏死和脓液形成为特征，较常见的有脓肿和蜂窝织炎。变质性炎是以组织细胞的变性、坏死为主要病变的炎症，多见于重症感染和中毒。慢性炎症可由急性炎症转变而来，也可能一开始就是慢性炎症，以增生性病变为主，可分为一般慢性炎症和肉芽肿性炎症。

本章从病理学角度介绍了炎症的基本知识，包括炎症的基本病理变化、血管及白细胞反应、炎症介质、炎症的经过与结局、炎症的分类及各种类型炎症的病变特点。

切片标本

1. 慢性化脓性炎（chronic purulent inflammation）　切片为慢性化脓性肉芽组织，取自临床送检病例，重点观察各种类型炎症细胞（图 4-1）。

（1）中性粒细胞：切片中此类细胞数量较多，部分切片区域呈局限性浸润并形成脓性溶解病灶，细胞体积较红细胞大，胞质红染，核呈分叶状，多为 3～4 个分叶。

（2）浆细胞：细胞体积较大，形状特殊，呈一端稍粗的卵圆形，胞质略嗜碱性，核圆形，多位于细胞一侧，染色质排列呈轮辐状，核周胞质常见半圆形淡染区（空晕）。

（3）巨噬细胞：细胞体积大，胞质丰富，核呈卵圆形或肾形，胞质内常见被吞噬的脂质及细胞碎屑等。

Note

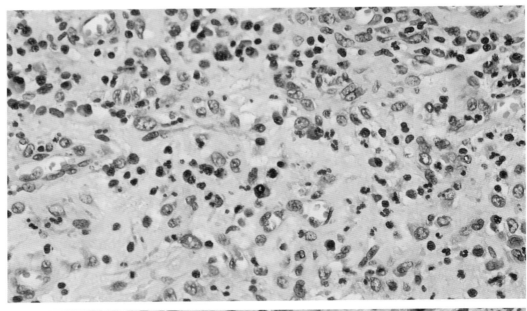

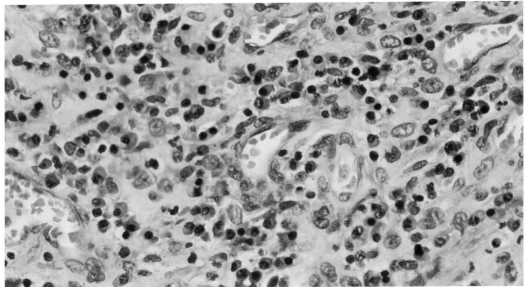

图 4-1　慢性化脓性炎（高倍镜）

（4）多核巨细胞：细胞体积巨大，核数目多，胞质中常见被吞噬的物质。

此外，切片标本中还可见少量嗜酸性粒细胞及淋巴细胞等。

2. 急性蜂窝织炎性阑尾炎（acute phlegmonous appendicitis）　标本取自手术切除后送检病例，切片为阑尾横切面。

（1）低倍镜下见阑尾壁由黏膜层、黏膜下层、肌层及浆膜层组成。阑尾腔内见粉染坏死物与脓性渗出物，渗出物主要为脓细胞。黏膜上皮不完整，部分坏死脱落，黏膜下层、肌层及浆膜层有明显充血及水肿，由于肌层水肿，其肌间隙增宽（图 4-2）。

（2）高倍镜下阑尾壁各层均可见大量中性粒细胞弥漫性浸润，尤以肌层最为明显（图 4-3）。

3. 肾脓肿（renal abscess）　标本取自尸检病例，以肾脓肿为例，用于观察脓肿的形态特点。

（1）低倍镜下见肾组织中散在分布大小不等的圆形或类圆形病灶，此即脓肿病灶（图 4-4）。

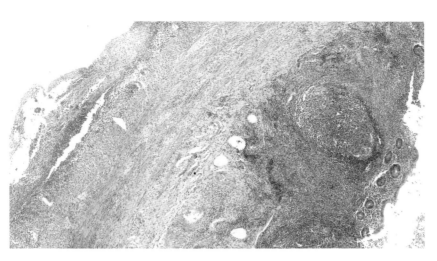

图 4-2　急性蜂窝织炎性阑尾炎(低倍镜)

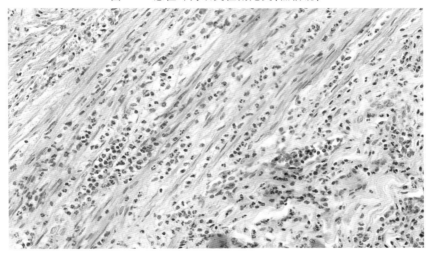

图 4-3　急性蜂窝织炎性阑尾炎(高倍镜)

高倍镜下,阑尾壁肌层内可见大量中性粒细胞弥漫性浸润

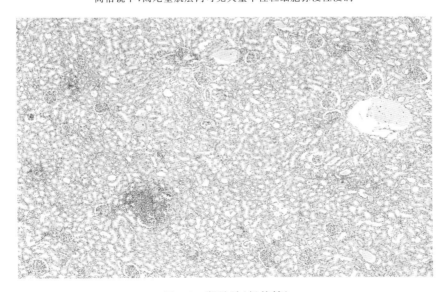

图 4-4　肾脓肿(低倍镜)

（2）高倍镜下病灶中见大量中性粒细胞局限性浸润（部分中性粒细胞坏死而成为脓细胞），伴肝、肾或肺组织坏死、溶解、液化（图4-5）。病灶周围组织中可见中性粒细胞浸润，迁延较久的脓肿病灶周围可有结缔组织增生包裹，导致脓肿周围的组织受压迫而发生萎缩。

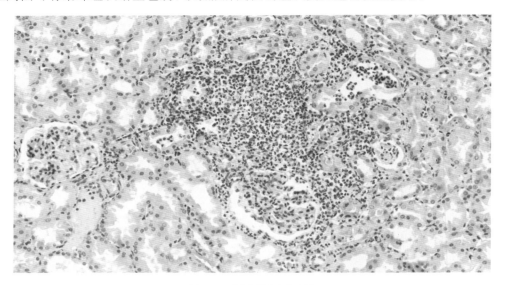

图4-5　肾脓肿（高倍镜）

4. 纤维素性心外膜炎（fibrinous epicarditis）　标本取自尸检病例。

（1）低倍镜下见心外膜增厚，血管扩张充血、炎症细胞浸润，其表面可见大量纤维素性渗出物（图4-6）。

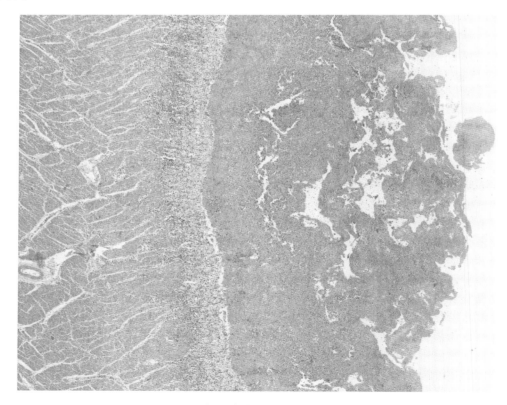

图4-6　纤维素性心外膜炎（低倍镜）

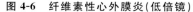
左侧为心肌组织,中间为心外膜,右侧为心外膜表面的纤维素性渗出物

（2）高倍镜下见纤维素呈粉红染条索状、网状或片状结构，其间夹杂大量中性粒细胞（图4-7）。

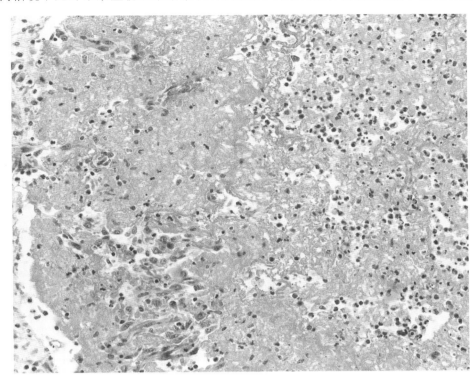

图 4-7　纤维素性心外膜炎（高倍镜）
可见大量纤维素性渗出物及中性粒细胞

（3）纤维素性渗出物已发生机化，心外膜与纤维素性渗出物之间可见肉芽组织。

5. 淋巴结结核（lymph node tuberculosis）　标本取自临床送检病例。

（1）肉眼观察切片可见球形病灶，局部呈淡红色，病灶边缘部分浅蓝染。

（2）低倍镜下见红染病灶结构全失，不能辨认是何器官或组织，病灶边缘浅蓝染部分可以认出是残留的淋巴组织（图 4-8）。

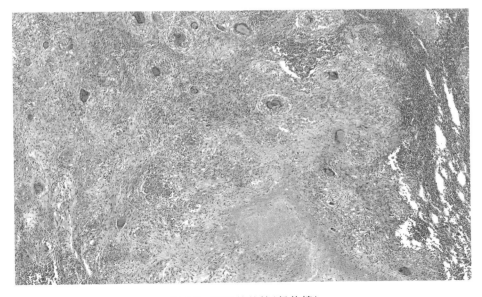

图 4-8　淋巴结结核（低倍镜）

（3）高倍镜下见红染的无结构的物质呈颗粒状，为干酪样坏死，在坏死灶的周边可见上皮样细胞、朗汉斯巨细胞、淋巴细胞和成纤维细胞，构成结核结节。上皮样细胞胞质丰富，界限不清楚，胞核染色淡，圆形或椭圆形，核膜薄，偶见核仁。朗汉斯巨细胞体积大，胞质丰富，胞核染色深，核多个或数十个，排列在胞质周边部，呈花环状或马蹄形（图4-9）。

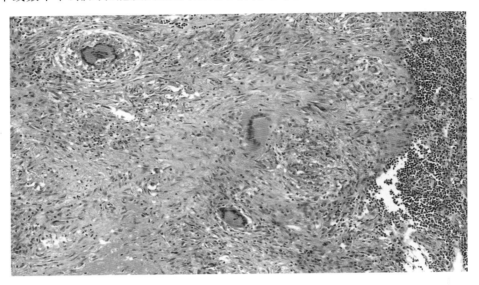

图4-9　淋巴结结核(高倍镜)

6. 异物巨细胞反应（foreign body giant cell reaction）　标本取自临床送检病例，用于观察异物巨细胞。

（1）低倍镜下心肌组织中见一个结节状病灶，病灶中央见大小、形状不一的异物，周围有大量炎症细胞包绕，以淋巴细胞、浆细胞浸润为主；部分异物被异物巨细胞吞噬（图4-10）。心肌细胞部分坏死消失，间质纤维组织增生。

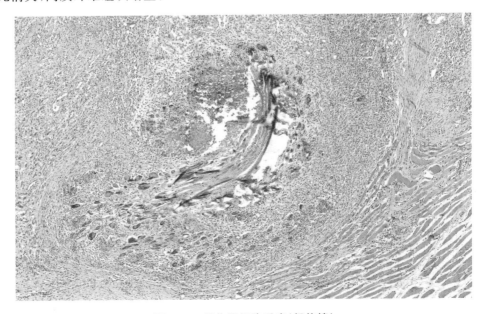

图4-10　异物巨细胞反应(低倍镜)

（2）高倍镜下见此种细胞体积巨大，胞质丰富，胞核多个，且多数不规则散布在胞质中，胞质内常见被吞噬的红染的异物碎片（图4-11）。

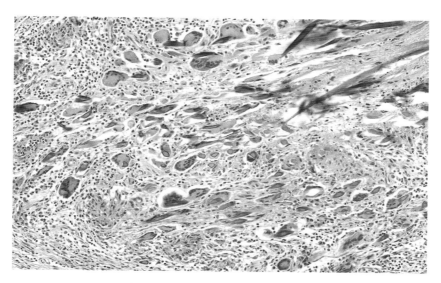

图 4-11 异物巨细胞反应(高倍镜)

大 体 标 本

1. 急性阑尾炎(acute appendicitis) 术后送检的阑尾标本(图 4-12)。

(1)正常阑尾:阑尾细长,浆膜面光滑,有光泽,不充血,无渗出物。

(2)急性单纯性阑尾炎(acute simple appendicitis):为急性阑尾炎的早期病变。阑尾轻度肿胀,浆膜面充血,失去正常光泽。

(3)急性蜂窝织炎性阑尾炎(acute phlegmonous appendicitis):阑尾显著肿胀、增粗,浆膜面高度充血,表面被覆灰黄色纤维素性渗出物。

(4)急性坏疽性阑尾炎(acute gangrenous appendicitis):为重型阑尾炎。阑尾高度肿胀、增粗,呈暗红色或黑绿色,质地松脆,发臭,常有穿孔。

2. 纤维素性心包炎(fibrinous pericarditis) 心脏标本,取自尸检病例(图 4-13)。

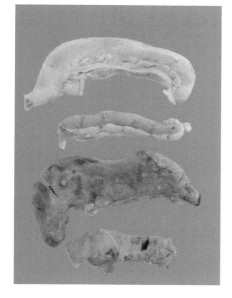

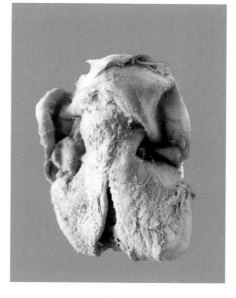

图 4-12 急性阑尾炎

图 4-13 纤维素性心包炎

心脏的心包膜已剪开,其脏层表面可见一层灰白色的绒毛状物附着,称为绒毛心。

3. 细菌性痢疾(bacillary dysentery) 结肠标本,取自尸检病例。

结肠壁增厚,黏膜面覆盖有灰白色或灰绿色膜状物(假膜),有的假膜呈糠皮状。假膜脱落后,可形成大小不等、形状不一的溃疡(图 4-14)。

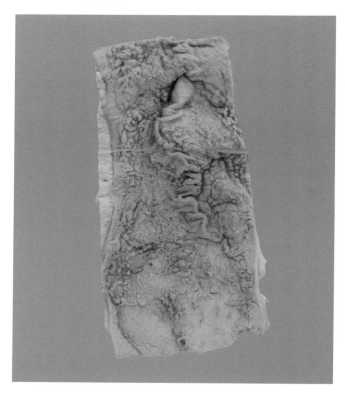

图 4-14 细菌性痢疾

4. 肝脓肿(liver abscess) 肝脏标本,取自尸检病例。

肝脏体积增大,切面可见多个大小不等的局限性坏死溶解病灶,即脓肿。其中有一较大的脓肿,直径约 4 cm,脓肿内见灰黄色脓性渗出物。脓肿壁暗红色,呈充血、出血外观(图 4-15)。

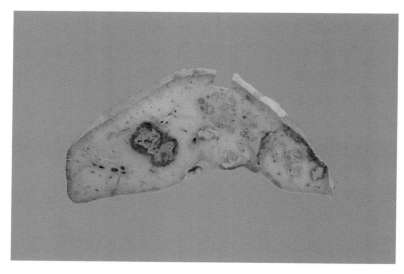

图 4-15 肝脓肿

5. 气管白喉(tracheal diphtheria) 标本取自小儿尸检病例。

白喉是由白喉棒状杆菌引起的急性传染病。由于白喉棒状杆菌外毒素的作用,呼吸道黏膜(如咽、喉、气管、支气管)表现为以大量纤维素渗出为主的炎症,黏膜坏死,并形成假膜。

标本见咽喉部、气管、支气管黏膜面被覆一层灰白色膜状物(假膜),部分假膜已剥离。气管、支气管内的假膜已明显阻塞管腔(图 4-16)。

6. 结肠息肉(colonic polyp) 手术切除送检的结肠标本。

肠壁增厚,黏膜较粗糙,表面可见多数芝麻大至黄豆大的灰红色息肉,部分黏膜及息肉表面因出血而呈暗红色(图 4-17)。

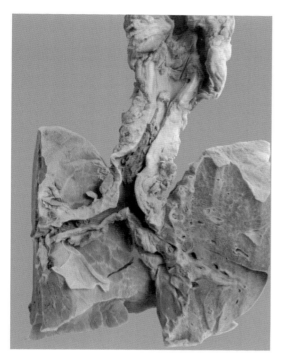

图 4-16　气管白喉

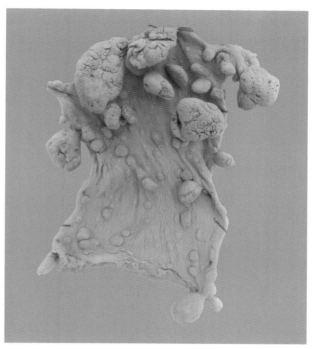

图 4-17　结肠息肉

▶▶ 思考题

1. 炎症有哪些基本病变?各有何主要特点?

(回答要点:变质、渗出和增生)

2. 渗出性炎症有哪几种类型?分型的依据是什么?

(回答要点:浆液性炎、纤维素性炎、化脓性炎和出血性炎等)

3. 纤维素性炎易发生在哪些组织?组成假膜的主要成分有哪些?

(回答要点:黏膜、浆膜和肺;主要成分为纤维素、中性粒细胞和坏死组织)

4. 脓肿与蜂窝织炎肉眼及镜下观察各有何特点?

(回答要点:病因、发生部位及病灶范围)

5. 何谓肉芽肿?其与肉芽组织有何区别?

(回答要点:病因、组织构成、作用及结局)

病例讨论

患者,男,18 岁。

主诉:发热伴右下腹疼痛约 10 小时。患者中午自觉发热、恶心,并感脐周疼痛,起初疼痛可以缓解,以后疼痛加重,且呕吐两次。至下午 6 时左右,疼痛逐渐从脐周转移至右下腹,且一直不能缓解,于当晚 10 时急诊就医。

患者呈急性病容。T 38.5 ℃,R 24 次/分,P 80 次/分,BP 14.6/10 kPa,下腹尚软,右下腹有压痛,尤以麦氏点(脐与右髂前上棘连线的中外 1/3 交界处)最为明显,且有反跳痛。急查血常规,WBC 10×10⁹/L,中性粒细胞 80%。以急性阑尾炎收入院。

入院后即行阑尾切除术,标本送病理检查。

病理检查:6.2 cm × 1.5 cm × 1.5 cm 阑尾一条,明显肿胀、增粗,表面血管扩张充血并覆盖灰黄色脓性渗出物。切面见阑尾腔有少量脓液。镜下见阑尾黏膜血管扩张充血,部分黏膜缺损伴中性粒细胞浸润;肌层水肿,肌间隙内有大量中性粒细胞弥漫性浸润;阑尾浆膜面血管充血,亦有中性粒细胞浸润。

讨论:

1. 根据病理检查,患者阑尾病变应诊断为何种疾病?为什么?

(回答要点:化脓性炎,大量中性粒细胞浸润及组织坏死)

2. 如何用病理变化来解释患者出现的症状与体征?

(回答要点:血管反应,渗出物,炎症介质,组织变性坏死)

知识拓展

慢性炎症与肿瘤的关系——"炎-癌转化"研究

1863 年,德国病理学家 Rudolf Virchow 发现肿瘤组织中有大量炎症细胞浸润,并首先提出了肿瘤起源于慢性炎症的假说。目前,炎症与肿瘤发生、发展密切相关的观点已被广泛接受。炎症性疾病与不同类型的肿瘤相关,如幽门螺杆菌感染与胃癌相关,EB 病毒感染与鼻咽癌相关,肝炎病毒感染与肝癌相关,炎症性肠病与肠癌相关等。各种炎症因子如白细胞介素、趋化因子、肿瘤坏死因子、生长因子和黏附分子等通过破坏细胞的信号传导过程,诱发致癌突变、抵抗凋亡、血管生成和诱导机体免疫耐受等导致肿瘤的发生。肿瘤周围的微环境在很大程度上受到炎症细胞及炎症因子的影响,可促进肿瘤的生长和侵袭转移。同时,针对炎症的各种疗法可以减轻炎症反应,并有可能限制或阻止癌细胞的增殖,从而在不同程度上影响肿瘤的临床治疗效果。

如何调控炎症以改善肿瘤治疗效果,仍然是当前国际前沿领域的重要科学问题,而研究炎症诱发肿瘤的调控机制有助于及早发现新的药物靶点,对肿瘤防治具有十分重要的意义。目前,全球科研人员已发现多条信号通路及相关因子与非可控性炎症向癌症转化相关,并不断揭示"炎-癌转化"的调控机制。只有控制炎症,及早发现癌前病变,实现癌症早防、早诊、早治,才能降低癌症的发病率和病死率,造福人类健康。

参 考 文 献

[1] Zhao H, Wu L, Yan G F, et al. Inflammation and tumor progression: signaling pathways and targeted intervention[J]. Signal Transduct Target Ther, 2021,6(1):263.

[2] Nigam M, Mishra A P, Deb V K, et al. Evaluation of the association of chronic

inflammation and cancer: insights and implications [J]. Biomed Pharmacother, 2023, 164:115015.

[3] Fernandes Q, Inchakalody V P, Bedhiafi T, et al. Chronic inflammation and cancer: the two sides of a coin[J]. Life Sci, 2024,338:122390.

[4] 王连唐.病理学[M].4 版.北京:高等教育出版社,2023.

（王丽辉）

第五章　肿　瘤

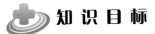
掌握:肿瘤的概念,肿瘤的异型性,肿瘤的生长与扩散方式,良、恶性肿瘤的区别及肿瘤对机体的影响。癌前病变与原位癌、癌和肉瘤的区别以及某些常见肿瘤(如鳞状细胞癌(简称鳞癌)、腺癌、骨肉瘤、畸胎瘤等)的病理特点。常见的上皮性肿瘤和非上皮性肿瘤的类型及病理变化。

熟悉:肿瘤的命名和分类原则;肿瘤的分级和分期;环境致瘤因素。

了解:肿瘤发生的分子基础;肿瘤与遗传和肿瘤免疫的相互影响。

肿瘤(tumor,neoplasm)是指机体的局部细胞在各种致瘤因素作用下,在基因水平上失去对其生长的正常调控,导致异常增殖而形成的新生物。这种异常增殖一般是克隆性的。肿瘤是一种常见病、多发病,从本质上来说是一种基因病,其中恶性肿瘤是目前对人类健康危害最严重的一类疾病,其死亡率居肿瘤死因的前列。肿瘤是当前我国乃至世界各国研究、防治的重点。种类繁多的肿瘤,具有不同的生物学行为和临床表现。有些肿瘤生长缓慢,没有侵袭性或者侵袭性弱,不从原发部位播散到身体其他部位,对人体的危害小,医学上称为良性肿瘤(benign tumor)。有些肿瘤生长迅速,侵袭性强,可以从原发部位播散到身体其他部位,对人体的危害大,医学上称为恶性肿瘤(malignant tumor)。平常所说的"癌症"(cancer),就是指这些严重危害人类健康的恶性肿瘤。随着分子病理学、个体化医疗以及精准医学的发展,研究者致力于通过分子组学为患者提供个体化和更有效的疾病诊断、治疗和预防手段。在分子靶向治疗的推动下,分子病理学的诞生使病理学从单纯的疾病诊断延伸到临床治疗的全过程,重新定义了病理学在现代医学中基础研究与临床研究之间的桥梁作用。

本章将从病理的角度介绍肿瘤的基本知识,包括肿瘤的形态学和分类、生物学特点、病因和发病机制以及常见肿瘤的举例。掌握以上知识,对于精准地诊断肿瘤从而给肿瘤患者提供最佳的治疗方案是十分重要的。

切 片 标 本

1. 多形性脂肪肉瘤(pleomorphic liposarcoma)　标本取自临床送检病例。

主要观察本切片肿瘤组织结构的异型性和细胞的异型性。

(1)低倍镜下可见肿瘤组织的排列形式多样,有的肿瘤细胞排列成束状,有的排列成车辐状,有的可见多种肿瘤细胞混杂分布,无一定排列形式,完全失去了原有正常组织的形态特点(图5-1),此即肿瘤组织结构的异型性。

(2)高倍镜下仔细观察细胞的异型性:高倍镜下可见肿瘤组织由大量恶性弥散分布的肿瘤细胞组成,细胞具有明显异型性。肿瘤细胞大小不等,形态多样,可见多核瘤巨细胞;胞核大小不一,染色深,核质比失调,多见病理性核分裂象。部分细胞呈椭圆形或长梭形,许多细胞胞质疏松,有脂肪滴空泡或成为泡沫状(图5-2)。

图 5-1 多形性脂肪肉瘤(低倍镜)

图 5-2 多形性脂肪肉瘤(高倍镜)

2. 淋巴结转移性癌(metastatic carcinoma of lymph node) 标本取自临床活检病例。
(1)低倍镜下可见淋巴结结构或部分结构(图 5-3)。

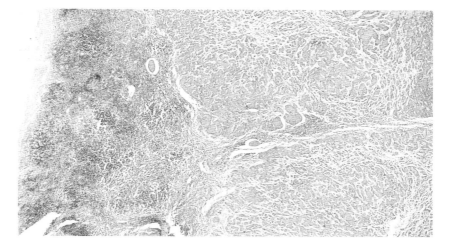

图 5-3 淋巴结转移性癌(低倍镜)

Note

（2）高倍镜下有的切片可见在淋巴结的边缘窦及髓窦内有成片或散在的、胞质宽的、具异型性的上皮性肿瘤细胞；有的切片髓窦充满排列不规则的腺样结构（其内甚至有坏死）或实性团块的肿瘤组织（图 5-4）。

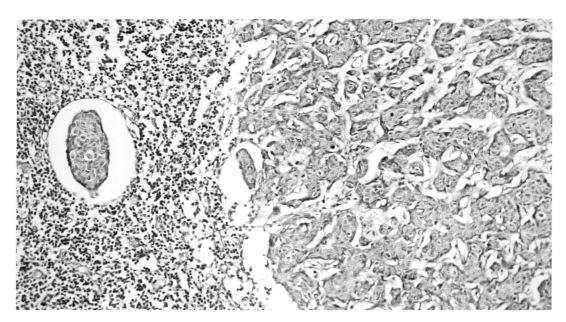

图 5-4　淋巴结转移性癌（高倍镜）

（3）肿瘤细胞大小不等，圆形，核大，深染。有的胞质嗜酸性；有的胞质内富含黏液，核被挤向一侧，细胞呈印戒状；有的切片肿瘤细胞大小较一致。

3. 皮肤乳头状瘤（skin papilloma）　标本取自临床活检病例。

（1）低倍镜下见肿瘤组织向皮肤表面呈外生性生长，形成许多乳头状突起，其根部常较窄，且形成蒂，与正常皮肤相连（有的切片无正常皮肤，全为纵切或横切的肿瘤组织）（图 5-5）。

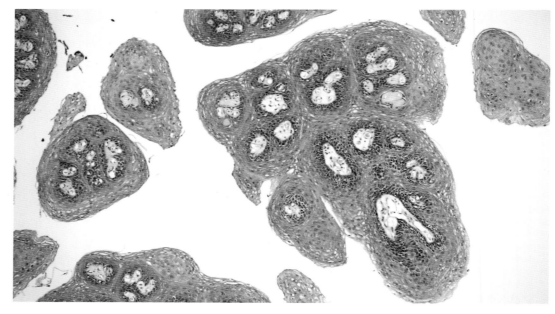

图 5-5　皮肤乳头状瘤（低倍镜）

（2）高倍镜下见乳头表层被覆复层鳞状上皮。上皮的层次、排列以及细胞的形态近似于正常皮肤的鳞状上皮,细胞无明显异型性,但存在组织结构的异型性,即向表面呈外生性生长并形成乳头结构。每个乳头均由含小血管的结缔组织(间质)构成其轴心。乳头状结构纵切时间质呈分枝状,横切时间质则被鳞状上皮环包在中央(图 5-6)。

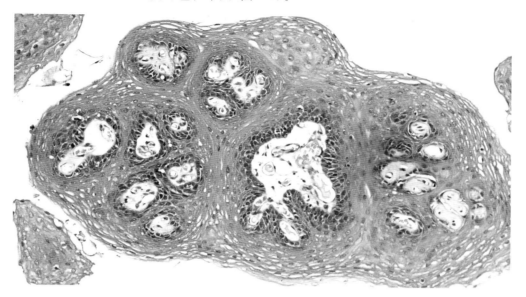

图 5-6　皮肤乳头状瘤(高倍镜)
横切面中间可见乳头轴心

4. 食管鳞癌(esophageal squamous cell carcinoma)　标本取自手术切除后送检病例。

（1）低倍镜下见肿瘤组织形成不规则或小团块状、条索状细胞集团(即癌巢),并广泛浸润于固有层、黏膜下层及肌层(有的标本可见被覆部分正常食管鳞状上皮细胞)(图 5-7)。

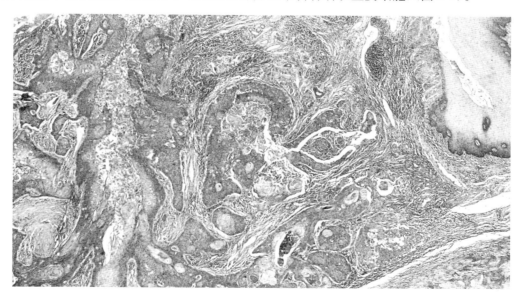

图 5-7　食管鳞癌(低倍镜)
右上角可见正常食管鳞状上皮细胞

（2）癌巢(实质)周围有结缔组织性间质,实质与间质分界清楚。间质内有淋巴细胞及少量其他炎症细胞浸润。

（3）高倍镜下见癌巢内肿瘤细胞大小不一,核大小不一,核染色质深,病理性核分裂象多见。肿瘤组织分化程度较高,其癌巢周边的肿瘤细胞类似于基底细胞样;向内侧为棘细胞样肿瘤细胞,甚至可见到细胞间桥;癌巢的中心部可见到层状红染的角化珠(图5-8)。

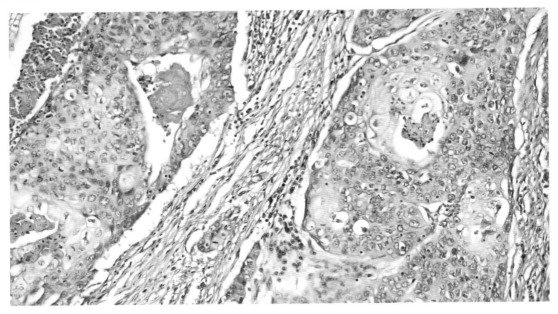

图 5-8　食管鳞癌(高倍镜)
可见角化珠

5. 甲状腺腺瘤(thyroid adenoma)　标本取自手术切除后送检病例。

（1）低倍镜下见肿瘤组织与周围甲状腺组织分界清楚,有纤维组织形成的包膜,紧贴包膜的外侧有少许甲状腺组织,滤泡受压变形(图5-9)。

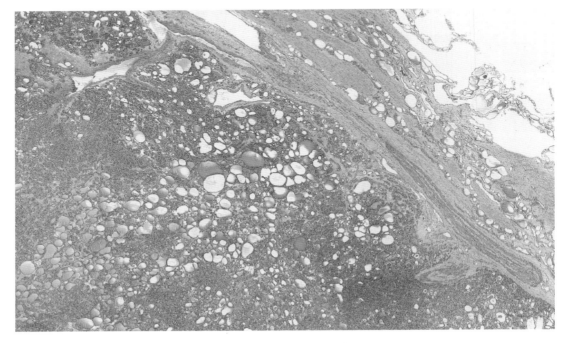

图 5-9　甲状腺腺瘤(低倍镜)
右边为纤维包膜和被挤压的甲状腺组织

（2）包膜内侧为腺瘤组织（主要由肿瘤细胞形成大小不一的滤泡结构），小滤泡密集，大滤泡内可有胶质，间质较少，可有出血等继发性改变（图 5-10）。

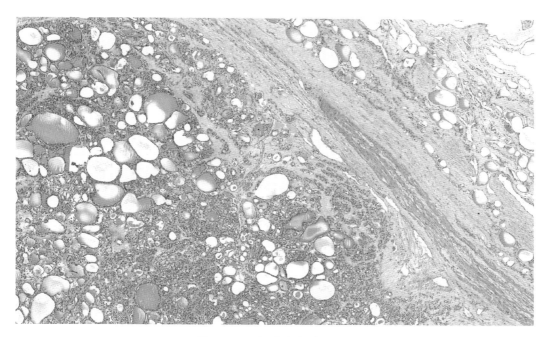

图 5-10　甲状腺腺瘤（高倍镜）

6. 结肠腺癌（colonic adenocarcinoma）　标本取自手术切除的活检病例。

（1）低倍镜下见肿瘤组织着色深蓝，由大小不等、排列紊乱的腺腔或乳头状结构所构成（图 5-11）。腺癌组织向深层及正常的肠壁组织呈浸润性生长。

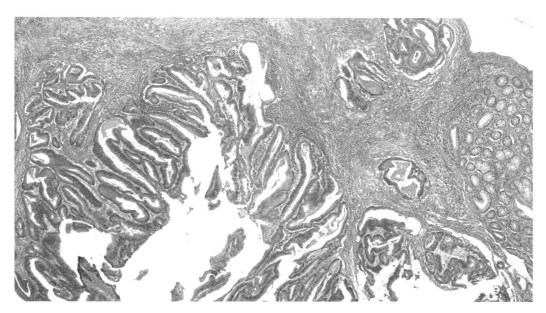

图 5-11　结肠腺癌（低倍镜）

右边可见正常结肠黏膜

（2）肿瘤组织大多形成腺腔结构，其腔不规则，大小不等，排列紊乱，并可见共壁现象。部分区域肿瘤组织呈乳头状或柳叶状向肠腔腔面生长。

（3）高倍镜下见腺腔及乳头被覆的肿瘤细胞层次增多,细胞大小不等,形态不一;胞质偏嗜碱性;核大小不等,染色质增多,着色深蓝,核分裂象易见(图5-12)。

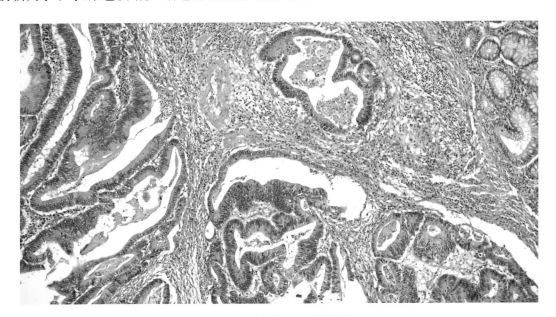

图 5-12　结肠腺癌(高倍镜)

切片的一端可见正常的结肠组织与腺癌组织相衔接,可做对比观察。

7. 平滑肌瘤(leiomyoma)　标本取自手术切除的活检病例。

（1）低倍镜下见切片标本中的平滑肌瘤组织呈圆形或椭圆形结节,与周围组织分界清楚(图5-13)。

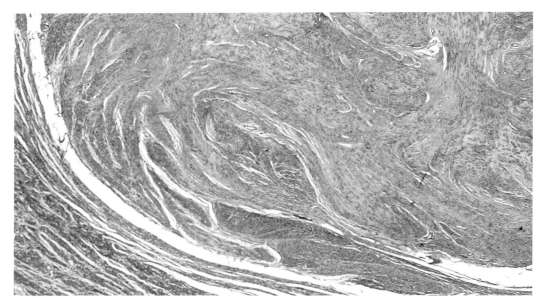

图 5-13　平滑肌瘤(低倍镜)
左下是正常平滑肌

（2）高倍镜下见肿瘤组织由形态比较一致的梭形平滑肌细胞组成(图5-14)。肿瘤细胞形态与正常平滑肌细胞相似。细胞呈长梭形,胞质着色鲜红,核呈短棒状,两端钝圆。肿瘤细胞横切时,核呈圆形,位于细胞中央,核周肌浆较空亮。

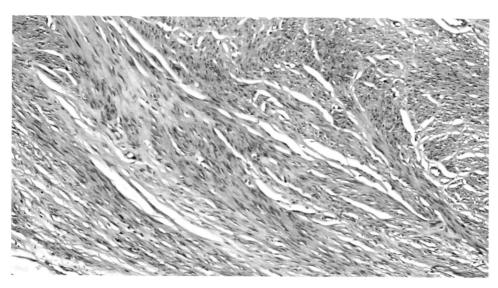

图 5-14 平滑肌瘤(高倍镜)

(3)肿瘤细胞成束排列,纵横交织,细胞排列比较紧密。

8. 纤维肉瘤(fibrosarcoma) 标本取自手术切除的活检病例。

(1)低倍镜下见肿瘤细胞弥漫成片,排列不规则,或呈束状纵横交错,或呈旋涡状(图 5-15)。肿瘤组织不形成巢状结构,实质、间质分界不清。

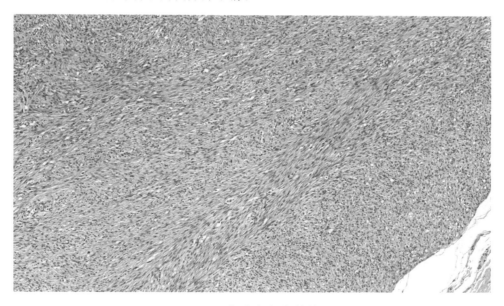

图 5-15 纤维肉瘤(低倍镜)

(2)高倍镜下见肿瘤细胞多呈梭形,大小不等,密集;核呈梭形、短梭形或圆形(横切面),核大而深染,且大小不一;可见核分裂象以及少量胶原纤维(图 5-16)。

9. 骨肉瘤(osteosarcoma) 切片为肿瘤组织,取自临床送检病例。

(1)镜下见肿瘤由异型性明显的肉瘤组织组成。

(2)肉瘤细胞呈梭形、多边形、圆形或椭圆形。胞质多少不等。核形态多样,大小不等,深染,核分裂象易见(图 5-17、图 5-18)。常见瘤巨细胞及多核瘤巨细胞。

(3)肿瘤细胞可直接形成片状的肿瘤性骨样组织或骨组织,是诊断骨肉瘤的最重要的组织学结构。有时还可见遭受破坏的残留的骨组织。

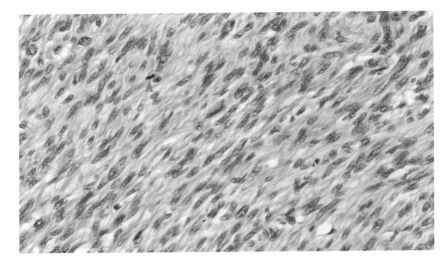

图 5-16　纤维肉瘤(高倍镜)

箭头示核分裂象

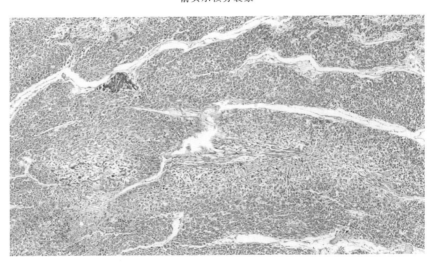

图 5-17　骨肉瘤(低倍镜)

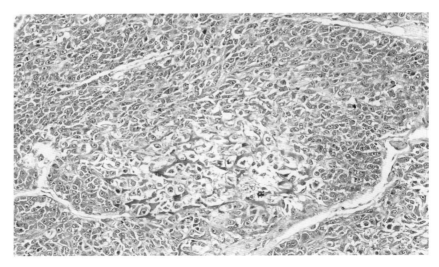

图 5-18　骨肉瘤(高倍镜)

大 体 标 本

1. 皮肤乳头状瘤（skin papilloma） 手术切除的肿瘤标本。

肿瘤向皮肤表面呈外生性生长，形成许多乳头状或棘状突起，基底部可呈细蒂状或较宽广，并与正常皮肤组织相连。

切面见肿瘤组织与正常皮肤组织相连，近根部的乳头可见灰白色的纤维性中轴，外被上皮组织，上皮与间质界限分明（图5-19）。

2. 脂肪瘤（lipoma） 手术切除的肿瘤标本。

肿瘤呈扁圆形或分叶状，淡黄色，有纤维性包膜包绕，切面色黄，可见纤细的灰白色纹理（图5-20）。

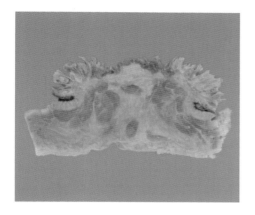

图 5-19 皮肤乳头状瘤

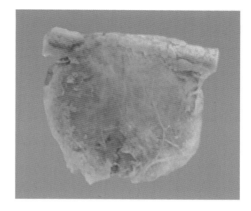

图 5-20 脂肪瘤

3. 子宫平滑肌瘤（leiomyoma of the uterus） 手术全摘的子宫标本。

子宫体积增大且呈结节状外观。切面见宫体有一个或多个大小不等的圆形肿块，有的位于肌层内，有的位于浆膜下或黏膜下，位于黏膜下者可使宫腔变形或变窄。肿块呈灰白色，质坚实，可见纤维条纹，且肌瘤结节与正常肌组织有明显界限（图5-21）。

4. 卵巢黏液性囊腺瘤（ovarian mucinous cystadenoma） 手术切除的卵巢肿瘤。

肿瘤呈圆形或椭圆形，表面光滑，已见不到正常卵巢结构。切面见数个大小不等的囊腔（多房性），囊壁薄，内表面光滑，腔内充满凝固的灰白色半透明黏液（胶冻样物）（图5-22）。

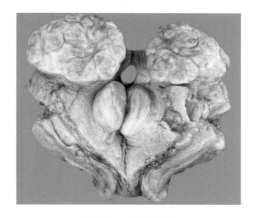

图 5-21 平滑肌瘤

箭头指向两个不同部位的平滑肌瘤

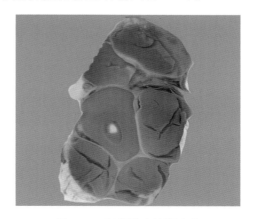

图 5-22 卵巢黏液性囊腺瘤

Note

5. 宫颈癌(cervical cancer)　手术全摘的子宫,带有部分阴道壁。

纵行切开宫颈及子宫,肿瘤组织呈灰白色,浸润宫颈并向宫颈管壁蔓延,甚至侵及穹窿部阴道壁(图 5-23)。有的宫颈癌组织坏死脱落形成溃疡,其溃疡部凹凸不平。

6. 结肠癌(colon cancer)　手术切除的一段结肠。

肠壁已剖开,肿块的上段肠腔均有不同程度的扩张。

肿块位于结肠者:结肠壁见一成人手拳大的肿块,肿块肠腔面中央凹陷呈溃疡状,其底部高低不平,四周隆起(有的边缘呈菜花状)。切面见肿块部位的结肠全层均有灰白色肿瘤组织浸润,与周围正常结肠组织无明显界限,肠壁明显增厚(图 5-24)。

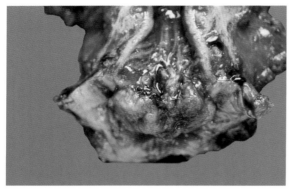 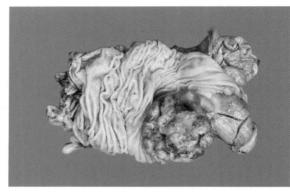

图 5-23　宫颈癌　　　　　　　　　　　　　　　图 5-24　结肠癌

7. 肺癌(lung cancer)(周围型)　肿瘤位于肺的一侧,紧邻胸膜呈结节状。

切面见肿瘤组织呈灰白色,向周围肺组织呈浸润性生长,且与正常组织界限不清(图 5-25)。

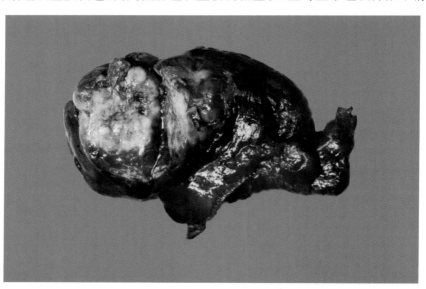

图 5-25　肺癌(周围型)

8. 皮下纤维瘤(subcutaneous fibroma)　手术切除的皮下肿瘤。

肿瘤呈圆形或结节状,表面光滑,与周围组织分界清楚,有包膜(部分表面附有萎缩的皮肤组织)。

切面灰白色,可见编织状条纹,质地硬韧,无出血及坏死(图 5-26)。

9. 骨肉瘤(osteosarcoma)　标本为股骨下段或胫骨上段。

肉瘤在髓腔内从干骺端向骨干方向推进,同时也向关节方向及外侧骨皮质发展蔓延,形成梭形瘤块(图 5-27)。

有的标本尚可见肿瘤组织中有从骨皮质表面呈放射状的反应性增生的骨小梁纹理,位于骨膜与骨皮质间的三角区,此即为 X 线片所见的 Codman 三角。

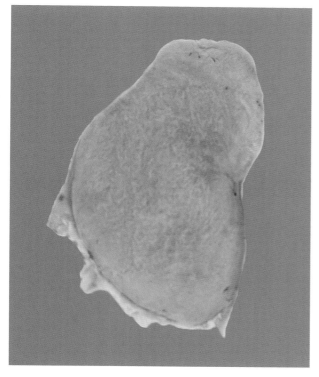

图 5-26　皮下纤维瘤

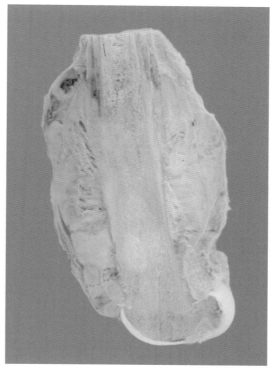

图 5-27　骨肉瘤

10. 甲状腺腺瘤(thyroid adenoma)　手术切除的甲状腺肿瘤。

切面见肿瘤呈圆形或椭圆形,直径约 2 cm,灰黄色或暗褐色(伴出血),有包膜,与周围正常甲状腺组织分界清楚(图 5-28)。

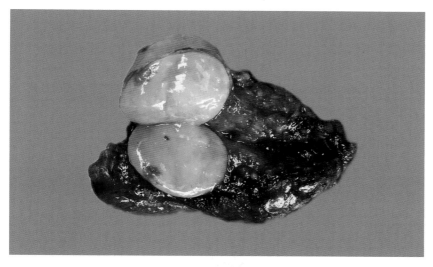

图 5-28　甲状腺腺瘤

11. 恶性黑色素瘤(malignant melanoma)　手术切除的皮肤。

皮肤表面有一灰白带黑、隆起的肿瘤组织(图 5-29)。

Note

12. 绒毛膜癌肺转移（lung metastasis of choriocarcinoma）　尸检病例的肺脏。

肺切面可见多数大小不等（豌豆大至鸡蛋大）的圆形癌结节，散在，边界清楚，且多近肺膜处。癌结节一般呈灰黄色，部分可见灰黑色出血区（图 5-30）。

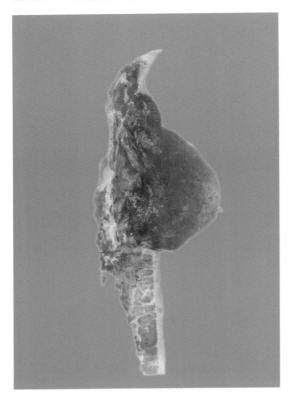
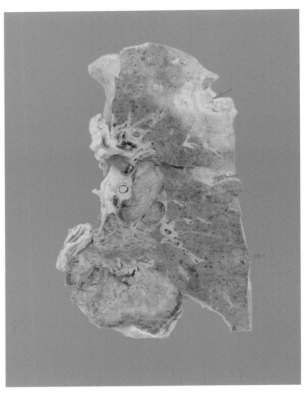

图 5-29　恶性黑色素瘤

图 5-30　绒毛膜癌肺转移

箭头示转移灶

13. 转移性卵巢癌（metastatic ovarian carcinoma）　手术切除的双侧卵巢标本。

双侧卵巢切面可见实性病变区，肿瘤细胞可产生黏液，以胃肠道癌特别是胃的印戒细胞癌种植转移到卵巢最为多见，又称为 Krukenberg 瘤（图 5-31）。

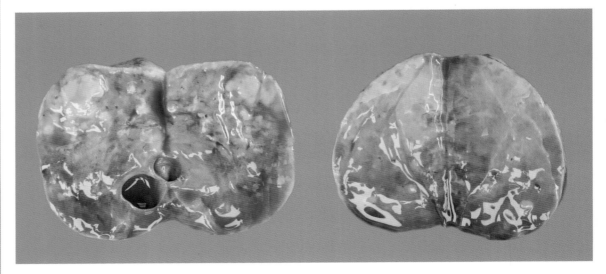

图 5-31　双侧转移性卵巢癌

▶▶ 思考题

1. 肿瘤性增生与非肿瘤性增生有哪些本质区别？

（回答要点：细胞来源、分化程度、形态代谢和功能、与机体协调性、对机体的影响）

2. 肿瘤有哪些生长方式？各有哪些形态特点和临床意义？

（回答要点：膨胀性、外生性和浸润性）

3. 光学显微镜下肿瘤的异型性表现在哪些方面？

（回答要点：组织结构异型性、细胞异型性）

4. 恶性肿瘤细胞是如何扩散的？各有何特征及临床意义？

（回答要点：直接蔓延、转移（包括种植转移、淋巴道转移和血行转移））

5. 如何区别良性肿瘤与恶性肿瘤？

（回答要点：分化程度、核分裂象、生长速度、生长方式、继发改变、转移和对机体的影响）

6. 何谓癌？何谓肉瘤？二者如何鉴别？

（回答要点：组织来源、发病率、形态学特点、网状纤维、转移）

病例讨论

患者，男，37 岁，某厂技术员。

于 2022 年 12 月初开始咳嗽，随后，咳嗽加剧伴有气喘，晚上不能平卧。经青霉素、链霉素治疗，病情无缓解，胸部 X 线检查考虑为亚急性血行播散型肺结核，于 2023 年 1 月 10 日入院。

入院后经大量抗结核药物及抗感染药物治疗无效，且病情迅速恶化，于 2023 年 1 月 17 日死亡。病理解剖发现肝右叶横膈面有约黄豆大、灰白色、圆形结节；切面灰白色，与周围正常肝组织分界清楚；胰头部有一约鸡蛋大、灰白色肿块；胃壁近幽门端有 5 cm×3 cm 大小的片块状不规则增厚，切面灰白色，较硬；肠系膜、腹主动脉旁、盆腔壁等处均有散在蚕豆大至绿豆大的灰白色结节；有少量腹水；两侧肺脏与胸壁有广泛性粘连；肺切面见有约粟粒大、绿豆大或黄豆大灰白色结节，两肺呈广泛性均匀分布，肺门及气管旁淋巴结肿大，切面灰白色。

显微镜检查：胃壁病损处正常结构消失，各层见大小不等的实性细胞团，部分形成腺样结构，肿瘤细胞异型性显著，核分裂象易见。肝组织中有多个由异型上皮细胞组成的细胞团，与周围肝组织分界清楚。这些细胞大小不等，形态各异，核深染，核分裂象易见。有的胞质中含有黏液，有的肿瘤细胞形成腺样结构。

胰腺间质内、胰旁纤维脂肪组织内、肠系膜纤维脂肪组织内、腹主动脉旁、盆壁、肺组织内、肺门淋巴结内等处均可见呈巢状的肿瘤细胞团，其肿瘤细胞特点与胃壁内所见者相似。

讨论：

1. 根据镜下描述，本例恶性肿瘤是癌还是肉瘤？其原发部位在哪个器官？依据是什么？

（回答要点：癌，原发部位在胃）

2. 本例肿瘤是如何扩散的？

（回答要点：直接蔓延到胰腺，淋巴道转移到盆腔淋巴结，血行转移到肺和肝脏）

思政课堂

宫颈癌病因的发现——锲而不舍的探索精神

2023 年 5 月 28 日，诺贝尔生理学或医学奖获得者、著名癌症研究者哈拉尔德·楚尔·豪森在德国海德堡的家中安详离世，享年 87 岁。豪森弟弟回忆，其曾问过哥哥高中毕业后想做什么,豪森不假思索地答道"我要学医、搞研究、拿诺奖!"早在1965年,他远赴美国,踏上了追寻梦想的病毒研究之旅。在美国期间,豪森跟随着费城儿童医院的免疫学家沃纳·亨勒研究EB病毒。在一次电镜观察中,他发现肿瘤细胞内竟然存在着这种病毒。这个惊人的发现激发了他的兴趣,并引发了一系列深入的系统研究。通过艰苦卓绝的工作,豪森在1967年首次证明了EB病毒可以将健康的淋巴细胞转变为肿瘤细胞。这个突破性研究是他学术生涯迈出的重要一步,也为他之后揭示人乳头状瘤病毒(HPV)的真相积累了宝贵的技术经验。

1950年,科学家们根据一些统计学研究发现宫颈癌患者曾感染单纯疱疹病毒2型(HSV-2)。所以豪森做的第一件事,就是去验证HSV-2与宫颈癌之间的关系。遗憾的是,无论怎么优化实验,他都没能从宫颈癌样本中检测到HSV-2的DNA序列。在查阅大量资料后,豪森留意到,许多案例中患者的生殖器尖锐湿疣会转化成鳞癌,而这些尖锐湿疣样本中又都能检测到HPV的踪迹。这一线索给了他很大的灵感,导致宫颈癌的元凶会不会就是HPV呢?这个想法放在当时,无异于天方夜谭,谁能相信温和的HPV居然能引发癌症?在1974年的一场学术会议上,豪森首次向学术界同行提出了自己的假设,很遗憾根本没有人愿意相信他,甚至有人背后嘲笑他是脑子坏掉了。但豪森还是决定通过实验去验证自己的假设。豪森团队需要对200多种HPV的基因序列进行逐一分析,可谓是大海捞针般的艰巨任务,但豪森团队并没有放弃,经过几年的寻找,豪森团队终于在1983年和1984年先后发现了HPV-16和HPV-18,大约70%的宫颈癌样本含有这两种病毒中的一种。经过长达十年的摸索,豪森的猜想终于得到了验证!2008年,豪森因为发现了导致宫颈癌的HPV而获得诺贝尔生理学或医学奖,为后来HPV疫苗的研发铺平了道路。这一突破性发现,也意味着人类第一次有望彻底消除一种癌症的威胁,为无数患者带来希望。

参 考 文 献

[1] 卞修武,李一雷.病理学[M].10版.北京:人民卫生出版社,2024.

[2] 王连唐.病理学[M].4版.北京:高等教育出版社,2023.

[3] Hanahan D. Hallmarks of cancer:new dimensions[J]. Cancer Discov, 2022,12(1):31-46.

[4] Pavlova N N, Zhu J J, Thompson C B. The hallmarks of cancer metabolism:still emerging[J]. Cell Metab, 2022,34(3):355-377.

(陈洪雷 毕琳琳)

第六章 心血管系统疾病

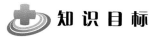

知识目标

掌握：动脉粥样硬化和冠心病的基本病理变化；高血压的基本病变特点及其对心、脑、肾等脏器的影响；风湿性心脏病的基本病理变化；心脏瓣膜病的病变特点及临床病理联系。

熟悉：急性、亚急性感染性心内膜炎的病变特点。

了解：心肌炎、心肌病的病变特点。

心血管系统疾病是一大类疾病，常见的有动脉粥样硬化、高血压、冠状动脉粥样硬化性心脏病、心脏瓣膜病、心律失常等。在人们日常生活中常见的冠状动脉粥样硬化性心脏病（简称冠心病）大多是由冠状动脉粥样硬化所引起的，平时一般没有症状，随着疾病的进展，当冠状动脉越来越狭窄时，就会出现劳动后或情绪激动后心前区的胸闷或者胸痛等症状，患者需要及时到医院进行相应的治疗。此外，高血压发病率很高，亦需要引起广大人民群众的注意。

本章将从病理的角度介绍心血管系统疾病的基本知识，包括动脉粥样硬化、心肌梗死、高血压、风湿病、感染性心内膜炎等疾病的病理变化、病因和发病机制等。掌握以上知识，对于精准地诊断心血管系统疾病，为心血管系统疾病患者提供最佳的治疗方案十分重要。

切 片 标 本

1. 主动脉粥样硬化（atherosclerosis of aorta）

（1）低倍镜：主动脉内膜局部增厚，浅表染色较淡部分为增生的胶原纤维，部分已玻璃样变性，此为纤维帽。纤维帽下中心部分为崩解的组织，内含无定形坏死物、胆固醇结晶裂隙、蓝紫色的钙盐颗粒等（图 6-1）。

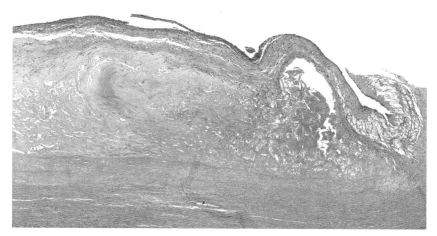

图 6-1　主动脉粥样硬化（低倍镜）

（2）高倍镜:坏死物周边可见泡沫细胞,泡沫细胞体积大,圆形或椭圆形,胞质丰富,内含许多小空泡(图 6-2)。动脉壁中膜变薄,外膜大致正常或有少量淋巴细胞。

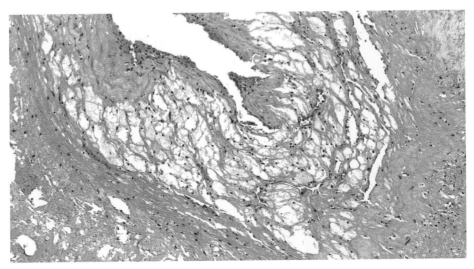

图 6-2　主动脉粥样硬化(高倍镜)
箭头示泡沫细胞

（3）诊断要点:①内膜表面可见纤维帽;②纤维帽下可见大量坏死组织,内含胆固醇结晶裂隙;③坏死物周边可见肉芽组织增生及少许泡沫细胞;④中膜不同程度萎缩。

2. 冠状动脉粥样硬化(coronary atherosclerosis)

（1）低倍镜:冠状动脉内膜粥样斑块形成,导致局部增厚呈半月形,向管腔突出(图 6-3),表面为纤维帽,其下可见坏死物、胆固醇结晶、泡沫细胞、沉积的钙盐等。

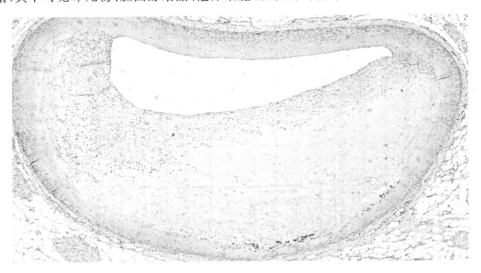

图 6-3　冠状动脉粥样硬化(低倍镜)

（2）高倍镜:粥样斑块内可见胆固醇结晶裂隙,周边可见紫蓝染的钙盐沉着。坏死物周边可见泡沫细胞。

（3）诊断要点:①冠状动脉切面呈半月形狭窄;②内膜增厚,表面可见纤维帽;③内膜层见粥样斑块。

3. 心肌梗死(myocardial infarction)

（1）低倍镜:心肌梗死早期可见心肌呈凝固性坏死,肌浆不均,颜色变深,横纹不明显。

（2）高倍镜：①梗死灶心肌肌浆凝固深染,有核固缩、核碎裂及核溶解；②梗死区周边间质水肿,可见炎症细胞浸润；③2周后梗死区边缘有肉芽组织形成,后逐渐形成瘢痕组织(图6-4)。

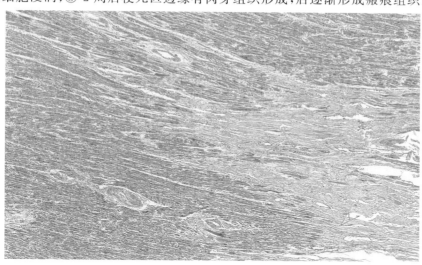

图 6-4 心肌梗死(高倍镜)

（3）诊断要点：①梗死区心肌肌浆凝固深染,细胞核消失,进而部分心肌细胞溶解；②后期梗死区被肉芽组织、瘢痕组织所取代。

4. 原发性颗粒性固缩肾（primary granular atrophy of the kidney）

（1）低倍镜：部分肾小球纤维化、玻璃样变性,相应的肾小管萎缩消失,被纤维组织代替。另有部分肾小球出现代偿性肥大,肾小管扩张,并可见蛋白管型。间质可见纤维组织增生及淋巴细胞浸润。

（2）高倍镜：萎缩肾单位旁的肾小球入球动脉呈均质红染的玻璃样变性,管壁增厚,管腔狭窄,甚至闭塞。小叶间动脉及弓形动脉纤维增多,壁厚腔窄。

（3）诊断要点：①肾小球入球动脉玻璃样变性,壁厚腔窄；②部分肾单位发生萎缩、纤维化改变；③部分肾单位代偿性肥大(图6-5)。

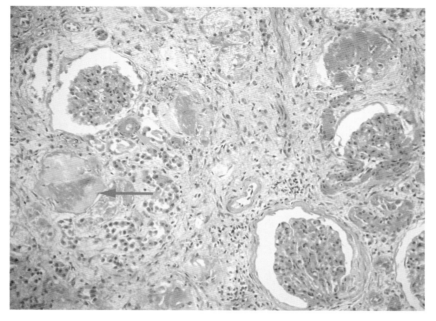

图 6-5 原发性颗粒性固缩肾(高倍镜)

黄色箭头示肾小球入球动脉管壁玻璃样变性；蓝色箭头示肾小球纤维化、玻璃样变性

5. 风湿性心肌炎(rheumatic myocarditis)

(1)低倍镜:心肌间质内,尤其是小血管周围可见若干分界较清、呈椭圆形或梭形或不规则的细胞团,即 Aschoff 小体(也称风湿小体)。

(2)高倍镜:Aschoff 小体中央为红染颗粒状的纤维素样坏死物,周围有特征性的 Aschoff 细胞(也称风湿细胞)。Aschoff 细胞胞体较大,胞质丰富,嗜碱性染色,单核或多核,核大、呈空泡状,核膜清楚,核的横切面似枭眼状,纵切面如毛虫状。有时还可见 Aschoff 巨细胞(细胞体积大,含 2~4 个细胞核)。Aschoff 小体最外层可见成纤维细胞及淋巴细胞、浆细胞浸润(图 6-6)。

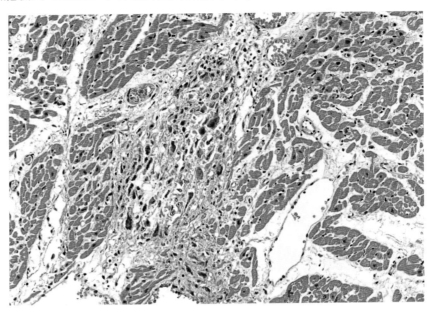

图 6-6 风湿性心肌炎(高倍镜)

(3)诊断要点:①心肌间质小血管旁可见特征性的 Aschoff 小体;②Aschoff 小体由纤维素样坏死物、特征性的 Aschoff 细胞及少量炎症细胞组成。

6. 亚急性感染性心内膜炎(subacute infective endocarditis)

(1)低倍镜:心瓣膜上附着一巨大赘生物,赘生物由嗜酸性的血小板及纤维素组成。

(2)高倍镜:赘生物内可见坏死物、血小板及纤维素,周边可见肉芽组织增生(图 6-7)。

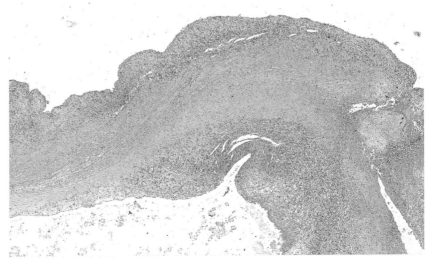

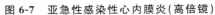

图 6-7 亚急性感染性心内膜炎(高倍镜)

（3）诊断要点：①心瓣膜上形成赘生物；②赘生物由血小板、纤维素、细菌菌落及炎症细胞组成。

7. 病毒性心肌炎(viral myocarditis)

（1）低倍镜：心肌细胞间质水肿，其内可见大量炎症细胞浸润。

（2）高倍镜：部分心肌细胞坏死，心肌间质内可见大量以淋巴细胞、单核细胞为主的炎症细胞浸润。

（3）诊断要点：心肌间质内可见大量以淋巴细胞、单核细胞为主的炎症细胞浸润(图 6-8)。

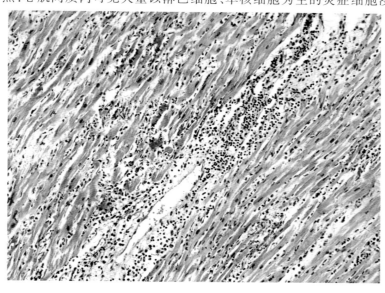

图 6-8　病毒性心肌炎(低倍镜)

大 体 标 本

1. 主动脉粥样硬化——脂纹(atherosclerosis，fatty streak)　取自尸检病例。

纵行剖开主动脉，暴露其内膜面，一般正常主动脉内膜呈粉红色。

在主动脉后壁及肋间动脉开口处的内膜面见帽针头大（直径约 1 mm）的多数黄色小斑点或宽 1～2 mm、长短不一的黄色条纹，后者与主动脉纵轴平行(图 6-9)。这些病变或平坦，或稍隆起于内膜表面。

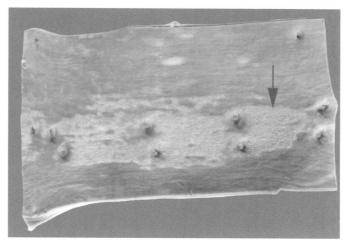

图 6-9　主动脉粥样硬化

箭头示脂纹

2. 主动脉粥样硬化 主动脉一段,在内膜上可见大量形状不规则、呈灰白色或灰黄色的斑块,明显隆起于内膜表面(图 6-10),有的斑块表面可破溃形成溃疡。

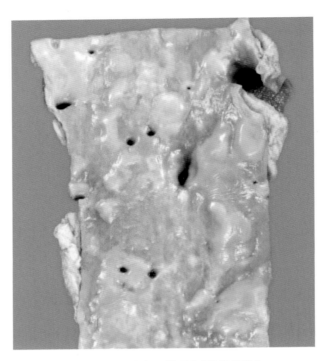

图 6-10 主动脉粥样硬化(粥样斑块)

3. 冠状动脉粥样硬化 在冠状动脉纵切面,可见灰白色或灰黄色斑块隆起于内膜表面,使冠状动脉严重狭窄(图 6-11)。

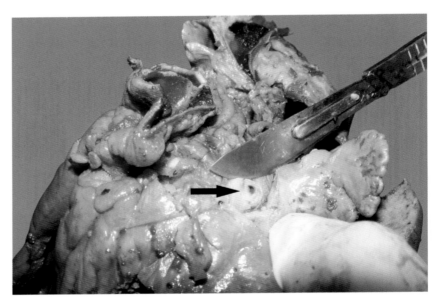

图 6-11 冠状动脉粥样硬化

4. 脑动脉粥样硬化(cerebral atherosclerosis) 大脑基底动脉不规则增粗,管壁厚薄不均,透过血管外膜可见灰白色或灰黄色粥样斑块,常致动脉管腔狭窄,甚至闭塞(图 6-12)。

5. 心肌梗死 心肌梗死一般在 6 小时后肉眼可辨认。梗死区心壁变薄,梗死灶呈土黄色或苍白色(图 6-13),形状为不规则地图状。

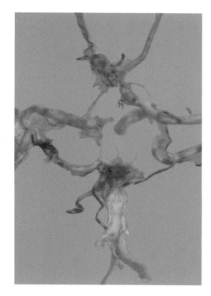

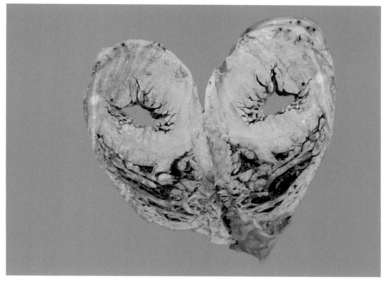

图 6-12 大脑基底动脉粥样硬化

图 6-13 心肌梗死

6. 高血压心脏病(hypertensive heart disease) 心脏体积明显增大,重量增加,心尖稍钝圆。打开心脏,可见左心室腔不扩大,但左心室壁明显增厚(图 6-14),乳头肌、肉柱可增粗,呈向心性肥大改变。

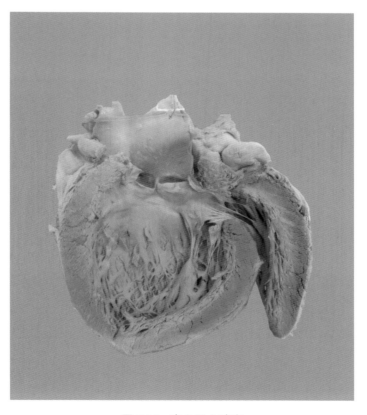

图 6-14 高血压心脏病

7. 原发性颗粒性固缩肾 肾脏体积较正常为小，重量减轻，表面呈弥漫均匀一致的细颗粒状。切面可见肾皮质变薄（图6-15）。

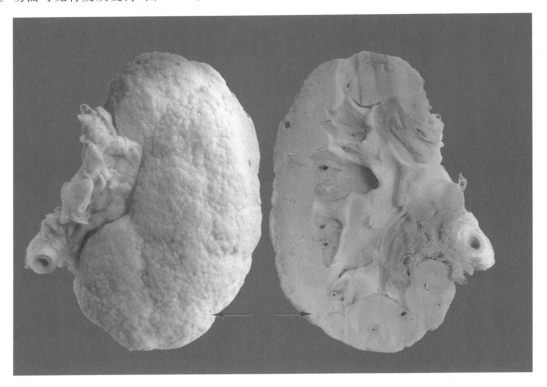

图 6-15 原发性颗粒性固缩肾

8. 高血压脑出血（hypertensive cerebral hemorrhage） 切面见大脑白质内有出血区，其内脑组织被完全破坏，形成囊腔，血液凝固呈黑褐色，并压迫周围的脑组织（图6-16）。

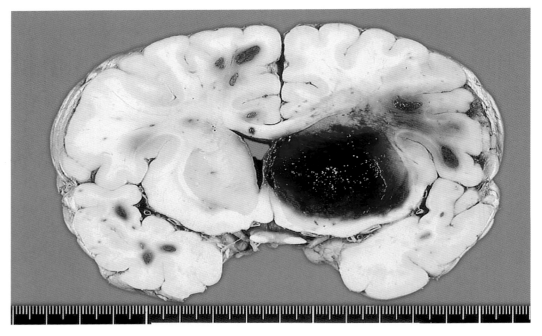

图 6-16 高血压脑出血

9. 风湿性心内膜炎(rheumatic endocarditis) 二尖瓣游离缘心房面可见一排串珠样排列、小米粒大小、灰白色颗粒状的赘生物,赘生物与瓣膜附着牢固,不易脱落(图 6-17)。

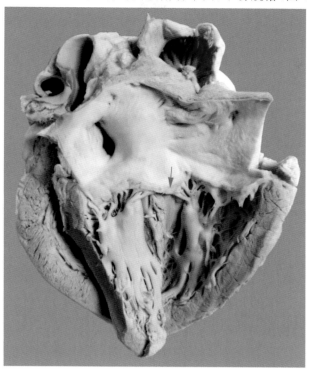

图 6-17 风湿性心内膜炎

10. 风湿性心外膜炎(绒毛心)(rheumatic pericarditis,cor villosum) 心包脏层表面被覆一厚层灰白色、绒毛状纤维蛋白性渗出物(图 6-18),心脏体积缩小,心尖变锐。

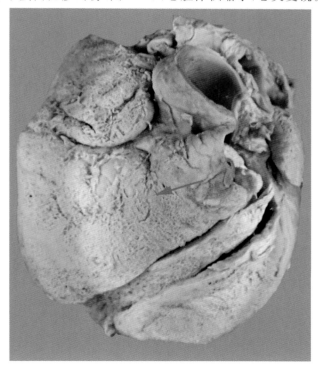

图 6-18 风湿性心外膜炎(绒毛心)

11. 亚急性感染性心内膜炎 二尖瓣膜上可见一黑红色、表面粗糙的赘生物,质地松脆,易脱落(图 6-19)。

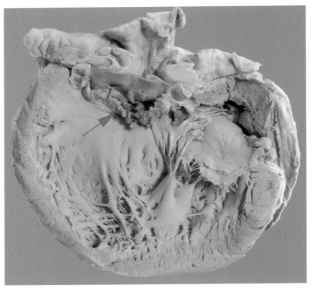

图 6-19 亚急性感染性心内膜炎

12. 慢性风湿性心脏瓣膜病(chronic rheumatic valvular heart disease) 二尖瓣膜增厚、质硬变形、无光泽。前、后瓣膜粘连在一起,致瓣膜分叶不清,瓣膜口狭窄(图 6-20),腱索、乳头肌可变粗、变短、变硬,并互相融合,此为二尖瓣狭窄(mitral stenosis)。

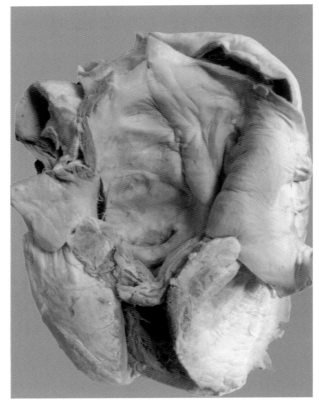

图 6-20 二尖瓣狭窄

13. 缩窄性心包炎(constrictive pericarditis) 标本取自尸检病例(图 6-21)。

从心脏的右缘向左缘将其切成两半部。

切面见心包脏、壁两层被灰色纤维组织紧密粘连、愈着(机化后的纤维组织与心外膜下脂肪组织有明显区别),仅心尖尖处见心包腔呈裂隙状。

心脏的心室壁及室间隔均明显增宽变厚,呈向心性肥大改变。

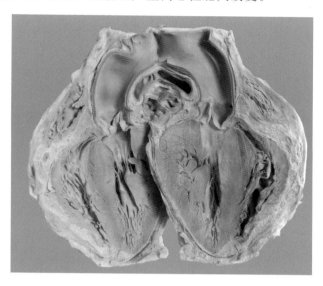

图 6-21　缩窄性心包炎(盔甲心)

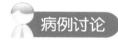 **思考题**

1. 动脉粥样硬化主要累及哪些动脉? 试述动脉粥样硬化的基本病理变化。

(回答要点:大中型动脉。脂纹、纤维斑块、粥样斑块、复合性病变)

2. 简述良性高血压内脏病变期心、肾、脑的病变特点。

(回答要点:早期左心室代偿性肥大、晚期心力衰竭;原发性颗粒性固缩肾;高血压脑病、脑软化、脑出血)

3. 试述风湿病的基本病理变化。

(回答要点:全身结缔组织的炎性病变、变质渗出期、增生期或肉芽肿期、纤维化期或愈合期)

病例讨论

病例 1

【病史摘要】

患者,男,56 岁,因胸骨后疼痛 3 年,近 1 周加重入院。患者近 5 年有心悸、气短、夜间呼吸困难症状。3 年前出现胸骨后及上腹部间歇性疼痛,疼痛为闷胀性、有压榨感,有时放射到肩背部及前臂,且疼痛常发生于劳累、过饱或心情激动时,每次发作时间为 3～5 分钟,休息后症状可减轻。入院前 2 周,患者胸骨后疼痛次数增多,时间延长,并伴有呼吸困难。近日,因发生持续性胸骨后剧痛,而进入医院急诊室抢救。

抢救时查体:病情危重,面色苍白,口唇、甲床青紫,四肢湿冷,脉搏 140 次/分,呼吸 36 次/分,血压 80/50 mmHg,体温 38.6℃。端坐呼吸,气管居中,胸廓对称,表浅淋巴结无肿大,两肺底有明显湿啰音,脉搏细数,心律齐,未闻及杂音。腹部平软,肝上界于右侧第 5 肋间,下界于肋缘下锁骨中线处 2.5 cm。双下肢凹陷性水肿。

实验室检查:心电图提示冠状动脉供血不足及左心室侧壁大面积梗死。抽血、留尿送化验室检查。

治疗经过:医护人员即刻给予吸氧、肌内注射吗啡、静脉滴注西地兰等抢救措施,患者病情曾一度好转,但随后突然恶化,血压骤降至零,心搏停止,经抢救无效死亡。

【尸检摘要】

心脏冠状动脉左前降支的横切面可见半月形斑块,呈偏心性分布,致管腔极度狭窄。左心室前壁及室间隔前部可见数处形状不规则、呈灰白色的坏死灶,累及心室壁2/3直至室壁全层,与周围组织分界较明显。主动脉及主要分支血管内膜均可见程度不等的灰黄色或灰白色隆起的斑块。镜下:主动脉、冠状动脉内膜局部增厚,浅表可见大量增生的胶原纤维,部分已玻璃样变性。中心部分为崩解的组织,内含无定形坏死物、胆固醇结晶裂隙等,周边亦可见数量不等的泡沫细胞。冠状动脉左前降支管壁高度增厚,管腔几乎闭塞。心肌见多发性凝固性坏死灶,形状不规则,肌浆深染,可见核固缩、核碎裂及核溶解。梗死灶外围间质水肿,可见炎症反应带。肺、肝、胃肠道、双下肢淤血、水肿。

讨论:

1. 试述该疾病发生、发展经过及病情恶化的原因。

(回答要点:冠状动脉粥样硬化→冠状动脉狭窄→心绞痛→心肌梗死,冠状动脉严重供血不足)

2. 在抢救过程中应注意什么? 抢救过程中有无不合理之处?

(回答要点:预防心肌梗死合并症发生)

病例 2

【病史摘要】

患者,男,61岁,因上腹痛伴呕吐8小时入院。患者8小时前无明显诱因出现上腹痛,呈持续绞痛,剧烈难忍,向腰背部放射,改变体位不能缓解。伴恶心、呕吐3~4次,无血液及胆汁,量不多,呕吐后腹痛略缓解,呕吐时自觉心前区及后背部疼痛明显。胸骨后烧灼感,反酸明显,头晕,无视物旋转。未排便,无尿路刺激征,无发热。送至外院就诊,行肝胆胰脾B超检查未见异常,心电图示窦性心动过缓,立位腹部平片未见异常。心肌酶谱示乳酸脱氢酶、羟丁酸脱氢酶升高,肌钙蛋白阳性。血尿淀粉酶正常。后转至我院就诊,急诊查心肌酶谱正常,腹膜透析未见异常。以"胸痛检查"收住心内科。

查体:体温36.7℃ ,脉搏60次/分,呼吸20次/分,血压140/80 mmHg。

治疗经过:入院后给予吸氧、降压、脱水、凝血治疗,呼吸、心搏停止,经抢救无效死亡。

【尸检摘要】

常规沿胸腹部正中线切开胸腹壁,双侧气胸试验阴性。打开胸腔,心脏位置正常,打开心包,心包腔内见紫红色液体420 mL,另取出血凝块260 mL。分离主动脉周围组织,暴露主动脉,见升主动脉至主动脉弓表面呈暗红色,有血凝块附着,直径5 cm。联合取出喉、气管、食管及心肺等脏器用福尔马林固定。

内脏经福尔马林固定后大体及镜下检查如下。

喉头、气管及肺脏:打开气管,见喉无明显水肿,气管内无异常分泌物。左肺重550 g;右肺重620 g。肺脏切面见粉红色液体溢出,背侧呈暗红色。镜检:肺间质血管扩张、充血,部分肺泡腔内充满粉染液体。

主动脉:打开主动脉,见弥漫粥样斑块形成,于升主动脉根部可见一线状裂口。升主动脉前壁及侧壁中膜及外膜内为黑色血凝块。镜检:主动脉粥样硬化斑块形成。

心脏及冠状动脉:按血流方向打开心脏,肉柱、乳头肌未见异常。各瓣膜未见异常。冠状动脉开口无狭窄。镜检：见心肌纤维断裂，未见坏死等改变。

讨论：

1. 根据病史及尸检资料，做出病理诊断并说明诊断依据。

（回答要点：升主动脉粥样硬化、夹层动脉瘤；依据大体和镜下病理变化进行判定）

2. 分析本病的发生、发展过程及患者死亡原因。

（回答要点：升主动脉粥样硬化→夹层动脉瘤形成→夹层动脉瘤破裂→心脏压塞而猝死）

知识拓展

高血压的治疗进展

高血压是心脑血管疾病的重要诱因。近年来由于血压控制不良而引发的心脑血管疾病的发病率呈逐年上升趋势，且有年轻化趋势。长时间处于高血压状态会影响人心、脑、肾等重要器官，甚至出现心肌梗死、脑出血、肾衰竭等严重并发症。由于高血压的复杂性，多数患者需终身服用降压药。目前，高血压常见的治疗方式有非药物治疗、西药治疗及中医药治疗等。

1. 高血压的非药物治疗　由于长期服用药物控制血压会导致患者出现依赖性及抗药性，而非药物治疗无不良反应，已成为控制血压的重要方式。高血压的非药物治疗主要包括运动疗法（如太极拳、六字诀、八段锦、易筋经等）、外治法（如针灸疗法、推拿疗法、耳穴贴压、拔罐疗法等）以及其他疗法（如健康教育疗法、饮食控制及心理干预、音乐疗法、情绪释放疗法等）。高血压的非药物治疗方法简便且安全有效，特别是对于处于功能紊乱期的高血压患者而言，非药物治疗是一种重要的辅助降压方式。

2. 高血压的西药治疗　2024 年 7 月，《中国高血压防治指南（2024 年修订版）》，指出符合成人高血压需要药物治疗的患者，起始单药治疗推荐使用以下四类中的任意一种：①噻嗪类利尿剂；②血管紧张素转化酶抑制剂（ACEI）或血管紧张素受体阻滞剂（ARB）；③长效二氢吡啶类钙通道阻滞剂（CCB）；④β受体阻滞剂。若单药治疗不达标，需联合治疗的患者，可选择长效 CCB＋利尿剂或 ACEI＋β受体阻滞剂，甚至少数 3 种不同种类药物的联合治疗。

3. 高血压的中医药治疗　在中医学中，高血压属于"头痛""眩晕""肝风""耳鸣"的范畴。目前治疗高血压的中药方剂中使用频率较高的有天麻钩藤饮、六君子汤、杞菊地黄汤、半夏白术天麻汤等。研究显示，中医药治疗高血压具有靶点多的特点，不仅能够平稳降压，还能提高患者生活质量，减少危险因素，保护心、脑、肾等靶器官。

除了药物治疗，高血压的中医药治疗还包括非药物治疗，主要应用于高血压前期，治疗方式包括药膳食疗、艾灸、耳穴贴压、穴位埋线等，其中最为常见的为药膳食疗。众所周知，高血压的发病率与高盐饮食密切相关，中医药膳食疗基于辨证施膳原则，从整体出发，立足五行，平衡五脏，据证施膳，认为高血压患者应以"谷物、瓜果蔬菜、低脂奶制品、植物蛋白"为主，减少盐及脂肪的摄入。基于此，中医运用治未病理论，从整体出发，辨证运用中药方剂及非药物疗法，不仅能有效降低血压，还可以使血压、血糖、血脂等心血管代谢因素协同调节，进而发挥多靶点的治疗优势，阻断高血压进程并改善患者体质，进一步保护心、脑、肾等靶器官，具有综合调节的独特优势。

思政课堂

制度优势为百姓带来实实在在的福利

治疗心肌梗死常用的方法是心脏支架介入治疗。球囊导管经血管穿刺置入狭窄的冠状动脉内，通过体外加压使球囊膨胀，撑开支架，恢复血流。但心脏支架的价格不菲，高者可达 5 万元，这对普通老百姓来说无疑是很大的经济负担。

2020 年 11 月 5 日，国家组织冠状动脉支架集中带量采购拟中选结果在天津产生，支架价格从均价 1.3 万元左右下降至 700 元左右，降幅高达 94.6%。这些精准的数字意味着中国的老百姓在高值医用耗材领域能用上质量更高、价格更合理的产品。当然这个实惠不是从天而降的，而是取决于国家的制度优势、党中央的高度重视以及国家医保局的科学决策。正因为如此，中国的老百姓才都能看得起病，治得起病。

对于冠心病，重点在于预防。那么，只要是冠心病患者都需要植入支架吗？答案是否定的。冠状动脉狭窄超过 50% 才算冠心病，狭窄在 50%～70% 的多数冠心病患者吃药就能获得很好的疗效。当冠状动脉狭窄超过 70%，药物治疗效果不佳，或出现心肌梗死、不稳定性心绞痛时，才需要应用心脏支架介入治疗。

临床上对心脏支架植入的数量也有严格的要求，心血管病专家胡大一曾说过："很少有人需要 3 个以上心脏支架，除非手术过程中导致其他部位损伤才需要补偿性放置，那些使用了 7 个、8 个，甚至更多支架的患者，大多属于滥用！"作为未来的医生，面对疾病缠身的患者，我们要有"见彼苦恼，若己有之"的感同身受，真正做到"大医精诚，止于至善"。

参 考 文 献

[1] 严天旭,杨莺.非药物疗法治疗高血压病的研究进展[J].实用中医内科杂志,2024,38(4):71-73.

[2] 中国高血压防治指南修订委员会,高血压联盟(中国),中国医疗保健国际交流促进会高血压病学分会,等.中国高血压防治指南(2024 年修订版)[J].中华高血压杂志(中英文),2024,32(7):603-700.

[3] 王小雅,王朋倩,熊兴江.《中国高血压临床实践指南》(2022 版)评价与中药降血压探索[J].中国中药杂志,2023,48(17):4819-4824.

[4] 熊兴江,王朋倩,姚魁武,等.中医药治疗高血压病研究述评与展望[J].中国中药杂志,2023,48(24):6592-6599.

[5] 郭梦阳,邢冬梅,王守富.中医药在高血压前期防治中的应用综述[J].河南中医,2023,43(6):957-961.

（吕　洋）

第七章　呼吸系统疾病

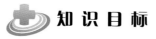

知 识 目 标

掌握:慢性支气管炎、肺气肿的病理变化;小叶性肺炎和大叶性肺炎的病变特点及临床病理联系;硅肺的病变特点;肺癌、鼻咽癌的病变特点。

熟悉:支气管扩张症、哮喘、病毒性肺炎、支原体肺炎、慢性肺源性心脏病的病变特点;急性呼吸窘迫综合征(ARDS)的病理特征。

了解:特发性肺间质纤维化的病理变化。

一、大叶性肺炎

典型的大叶性肺炎可分为以下四期。

1. 充血水肿期　镜下见肺泡壁毛细血管扩张充血,肺泡腔内充满浆液,其内混有少量红细胞、中性粒细胞和巨噬细胞。肉眼观肺叶肿胀,暗红色,切面可挤压出淡粉色液体。

2. 红色肝样变期　镜下见肺泡壁毛细血管仍扩张充血,肺泡腔内充满大量红细胞及纤维素,其间夹杂少量中性粒细胞和巨噬细胞。肉眼观肺叶呈暗红色,质地变实,切面呈灰红色,似肝脏外观。

3. 灰色肝样变期　镜下见肺泡壁毛细血管受压变窄,肺泡腔内充满大量网状的纤维素及中性粒细胞,红细胞几乎很少见。肉眼观肺叶呈灰白色,质实如肝。

4. 溶解消散期　中性粒细胞变性、坏死,纤维素由淋巴管吸收并释放蛋白酶溶解或经气道咳出,肺组织结构和功能恢复正常。

二、小叶性肺炎

以细支气管为中心的不规则化脓灶,呈散在分布,为灰红色或灰黄色实变灶,相当于肺小叶大小。镜下见细支气管上皮变性、坏死、脱落,管壁充血水肿,中性粒细胞浸润,细支气管管腔及周围肺泡腔内充满脓性渗出物。严重时,病灶内中性粒细胞渗出增多,支气管和肺组织遭破坏,呈完全化脓性炎改变。

三、病毒性肺炎

病毒性肺炎常由上呼吸道病毒感染向下蔓延所致,常见的病毒有流感病毒,其次为呼吸道合胞病毒、腺病毒、副流感病毒、麻疹病毒、单纯疱疹病毒及巨细胞病毒等。除流感病毒、副流感病毒外,其余病毒所致肺炎多见于儿童。此类肺炎发病可由一种病毒感染,也可由多种病毒混合感染或继发于细菌感染。临床症状差别较大,可有发热、全身中毒症状及频繁咳嗽、发绀等。病理变化主要表现为肺间质的炎症。病变肺组织因炎性充血水肿而轻度肿大。镜下常表现为肺泡间隔明显增宽,间质血管扩张、充血、水肿及淋巴细胞、单核细胞浸润,肺泡腔内一般无渗出物或仅有少量浆液。肺泡内表面可有透明膜形成。细支气管和肺泡上皮可增生、肥大,并形成多核巨细胞。增生的上皮细胞和多核巨细胞内还可见病毒包涵体。

四、慢性阻塞性肺疾病

1. 慢性支气管炎

(1)呼吸道黏液-纤毛排送系统受损,纤毛柱状上皮变性、坏死、脱落。杯状细胞增多及鳞状上皮化生。

(2)黏膜下腺体增生肥大和浆液腺化生为黏液腺,导致黏液分泌增多。

(3)管壁充血水肿,淋巴细胞、浆细胞浸润。

(4)晚期管壁平滑肌断裂、萎缩(喘息型患者平滑肌增生、肥大),软骨可变性、萎缩或骨化。

2. 支气管扩张症 病变支气管壁增厚、灰白色,呈圆柱状、梭形或囊状扩张,肺内常含有大量脓性渗出物。镜下见支气管壁明显增厚,黏膜上皮增生伴鳞状上皮化生,管壁呈慢性炎症改变,常伴有化脓。管壁腺体、平滑肌、弹力纤维及软骨遭到破坏,萎缩或消失,管腔扩张。邻近肺组织常发生纤维化及淋巴组织增生。

3. 肺气肿 肺气肿肺体积显著膨大,灰白色,边缘钝圆,柔软而弹性差,指压后压痕不易消退,切面呈蜂窝状。镜下可见肺泡扩张,肺泡间隔毛细血管变窄、断裂,相邻肺泡相互融合成较大囊腔;间质内肺小动脉内膜纤维性增厚,细、小支气管呈慢性炎症改变。

五、硅肺

两肺可见大小、程度不同的分界清楚的硅结节,呈圆形或椭圆形,灰白色,质硬,触之有砂粒感,后期可融合成团块状,肺内不同程度的弥漫性间质纤维化,可见细小或较粗的灰白色纤维条索。胸膜广泛增厚。肺门淋巴结肿大、变硬。镜下可见硅结节是吞噬硅尘的巨噬细胞聚集而成的细胞性结节,随病程进展,最终演变为纤维性结节——主要由同心圆或旋涡状排列的、红染玻璃样变性的胶原纤维组成,部分有坏死、液化,并可形成空洞;结节中央可见内膜增厚、纤维化的小血管,间质纤维化明显,胸膜增厚纤维化。

六、慢性肺源性心脏病

心脏体积增大,重量增加,以右心室病变为主,其肌壁增厚超过 5 mm,心腔扩张,乳头肌和肉柱显著增粗;心尖钝圆、肥厚;肺动脉圆锥膨隆。镜下可见肺部除原有疾病表现外,无肌型细动脉及肌型小动脉中膜增生、肥厚,内膜下出现纵行平滑肌束;肺小动脉弹力纤维及胶原纤维增生,肺泡毛细血管数量减少;右室壁心肌细胞肥大,核增大、深染,部分萎缩,间质水肿、胶原纤维增生。

七、鼻咽癌

早期鼻咽癌常表现为局部黏膜粗糙或略隆起,或形成隆起黏膜面的小结节,随后可发展成结节型、菜花型、黏膜下浸润型和溃疡型。其中黏膜下浸润型的表面黏膜尚完好或仅轻度隆起,而肿瘤组织在黏膜下已广泛浸润甚或转移至颈部淋巴结,故此类患者常以颈部淋巴结肿大为最常出现的临床症状。鼻咽癌以结节型最多见,其次为菜花型。

八、肺癌

(1)中央型肺癌:又称肺门型肺癌,发生于主支气管或叶支气管,在肺门部形成肿块。

（2）周围型肺癌：病变发生于肺段或其远端支气管，在靠近胸膜的肺周边部形成孤立的癌结节。

（3）弥漫型肺癌：病变发生于末梢肺组织，沿肺泡管及肺泡弥漫性浸润性生长，形成粟粒大小或大小不等的结节，分布于肺大叶的部分或全部。

肺癌组织学类型主要有鳞癌、腺癌，其次为小细胞癌、大细胞癌，少见腺鳞癌、肉瘤样癌（多形性癌、巨细胞癌、梭形细胞癌、癌肉瘤）等类型。

切 片 标 本

1. 大叶性肺炎（灰色肝样变期）（lobar pneumonia，grey hepatization）

（1）低倍镜：肺组织结构存在，肺泡腔内见炎性渗出物；肺泡壁变窄，其内毛细血管受压，呈贫血状态，肺组织内病变呈弥漫性（图 7-1）。

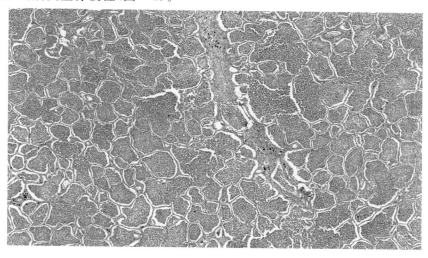

图 7-1 大叶性肺炎（低倍镜）

（2）高倍镜：肺泡壁变窄，其内毛细血管管腔狭窄或闭塞；肺泡腔的渗出物主要是中性粒细胞和红染细网状的纤维蛋白，有的纤维蛋白通过肺泡间孔相连（图 7-2）；部分肺泡腔内纤维蛋白溶解，中性粒细胞变性，巨噬细胞增多；肺泡腔内渗出物少或溶解，肺泡壁毛细血管明显，并见扩张。

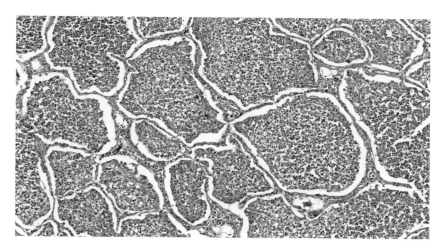

图 7-2 大叶性肺炎（高倍镜）

2. 小叶性肺炎(lobular pneumonia)

(1)低倍镜:肺组织内可见散在的局灶性病变,病变中心为细支气管,其管腔、管壁及其周围肺组织内见炎性渗出物,病灶周围部分肺泡呈代偿性扩张(图 7-3)。

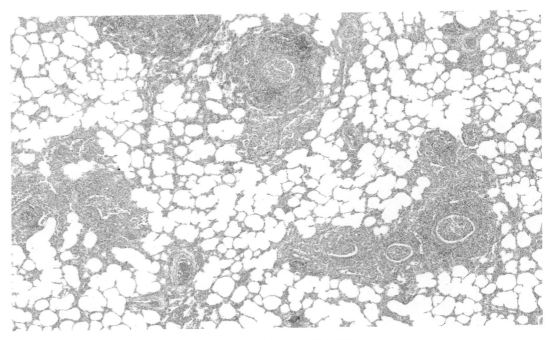

图 7-3　小叶性肺炎(低倍镜)

(2)高倍镜:病变细支气管管腔内见中性粒细胞、坏死脱落的黏膜上皮和少量巨噬细胞,管壁充血水肿及中性粒细胞浸润;周围的肺泡间隔毛细血管扩张、充血、水肿及中性粒细胞浸润,肺泡腔见中性粒细胞、坏死脱落的肺泡上皮及少量红细胞(图 7-4)。

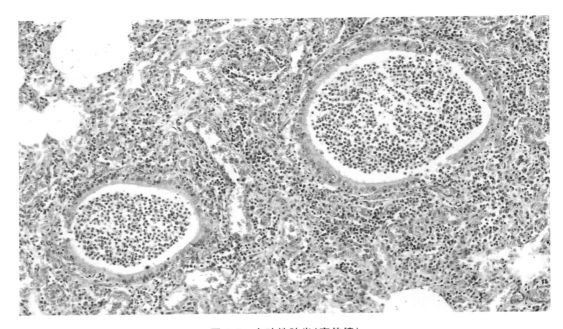

图 7-4　小叶性肺炎(高倍镜)

3. 病毒性肺炎(viral pneumonia)

(1)低倍镜:通常表现为肺泡间隔明显增宽,肺泡腔内一般无渗出物或仅有少量浆液(图7-5)。

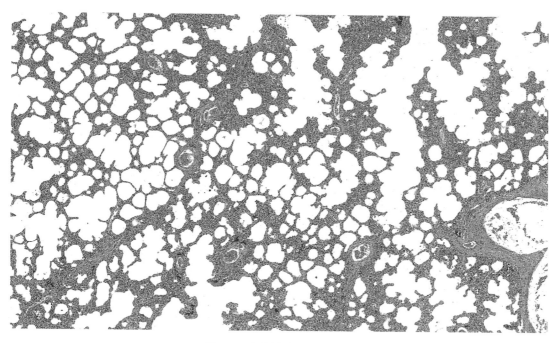

图 7-5　病毒性肺炎(低倍镜)

(2)高倍镜:肺泡间隔血管扩张、充血,间质水肿及淋巴细胞、单核细胞浸润,病变较重者可见透明膜的形成(图 7-6)。

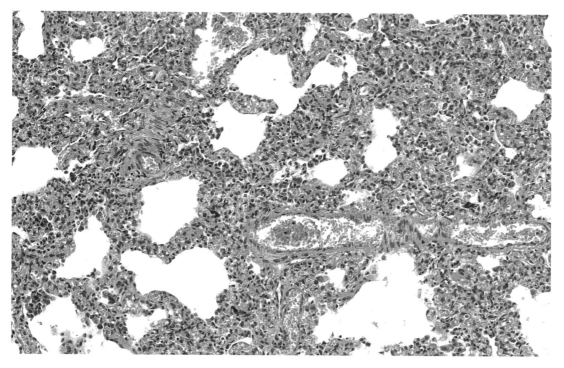

图 7-6　病毒性肺炎(高倍镜)

4. 硅肺(silicosis)

（1）低倍镜：肺组织中可见多个大小不等、红染的圆形结节，部分结节相互融合、纤维化，结节和间质内有黑色的炭末沉着（图 7-7）。

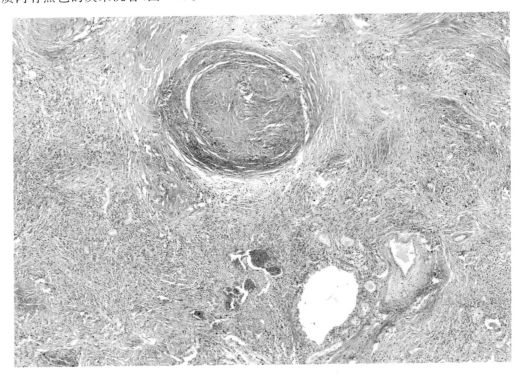

图 7-7　硅肺(低倍镜)

（2）高倍镜：圆形病灶为硅结节，主要由红染玻璃样变性的胶原纤维组成，呈旋涡状排列，结节内有黑色的炭末沉着，肺间质纤维组织明显增生（图 7-8）。

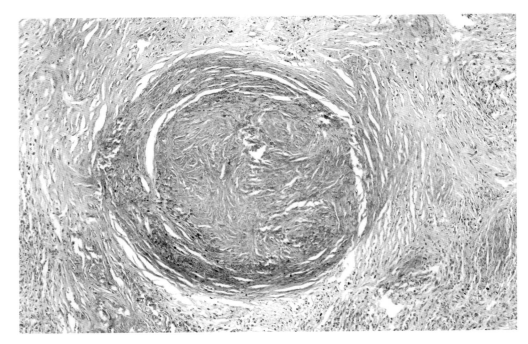

图 7-8　硅肺(高倍镜)

5. 肺鳞癌（squamous cell lung cancer）

（1）低倍镜：肺组织内可见许多大小不等、形态不一、边界清楚的癌巢，癌巢内多见角化珠，部分癌巢中央有少量坏死，间质可见炎症细胞浸润（图7-9）。

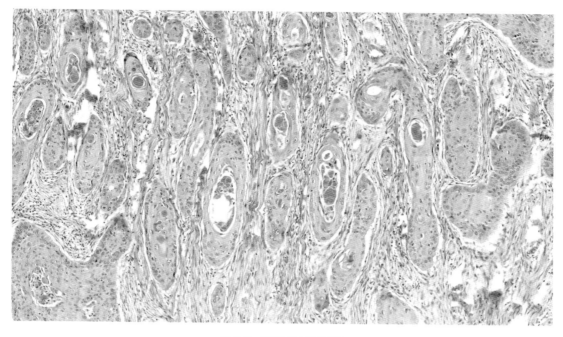

图 7-9　肺鳞癌（低倍镜）

（2）高倍镜：癌巢内癌细胞的分层不明显，癌细胞间可见清楚的细胞间桥、角化珠形成，癌细胞核大、染色质粗，可见病理性核分裂象。间质见较多淋巴细胞浸润（图7-10）。

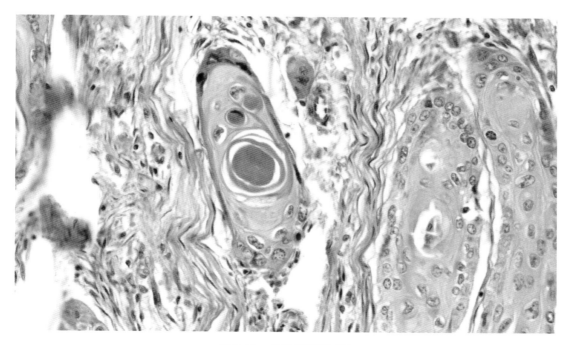

图 7-10　肺鳞癌（高倍镜）

6. 腺泡型肺腺癌(acinar lung adenocarcinoma)

(1)低倍镜:图7-11右侧为正常肺组织,左侧与之相邻的视野中,肺泡间隔显著增宽,纤维组织增生,其内不规则腺样结构,为腺癌病灶。

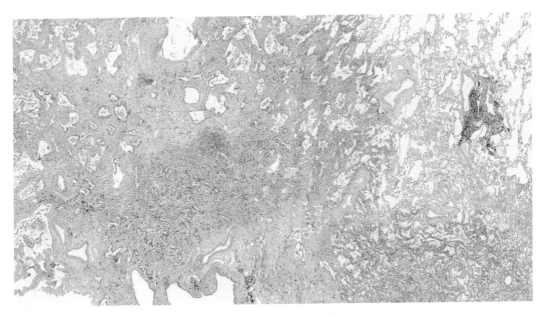

图7-11 腺泡型肺腺癌(低倍镜)

(2)高倍镜:肺癌组织内见不规则狭长腺样结构在纤维结缔组织内浸润性生长。癌细胞异型性明显,细胞核增大、深染,此区域为腺泡型肺腺癌(图7-12)。

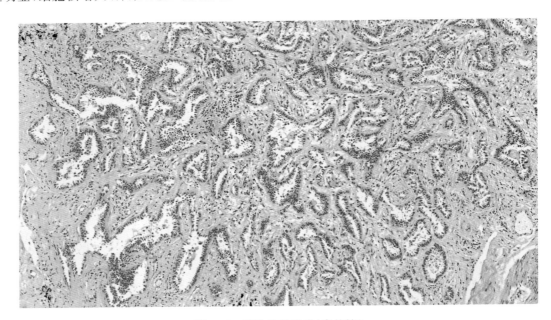

图7-12 腺泡型肺腺癌(高倍镜)

7. 鼻咽癌(nasopharyngeal carcinoma)

(1)低倍镜:癌细胞排列成不规则的条索和团块,边界清楚,无角化珠,间质有较多炎症细胞浸润(图7-13)。

（2）高倍镜：不规则的癌巢内细胞分层不明显，无细胞内角化及角化珠。核大，卵圆形或圆形，有的可见明显核仁，病理性核分裂象易见，癌细胞界限清楚，少数癌细胞间可见细胞间桥（图7-14）。

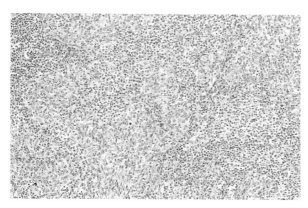
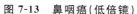

图 7-13 鼻咽癌（低倍镜）

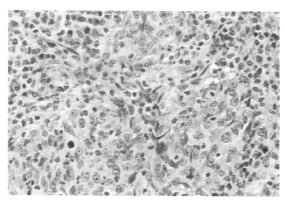

图 7-14 鼻咽癌（高倍镜）

大 体 标 本

1. 大叶性肺炎（灰色肝样变期） 病变累及整个肺大叶，肺叶肿大，肺泡被炎性渗出物填充，失去含气状态而实变，呈灰红色，颗粒状，质较硬，状如肝脏（图7-15）。

2. 小叶性肺炎 肺表面可见散在的粟粒大至黄豆大病灶，略突出于胸膜表面。切面可见肺内散在分布有灰白色及灰黄色不规则的实变病灶，多以细支气管为中心，界限较清，其范围多限于小叶。可有病灶融合现象（图7-16）。

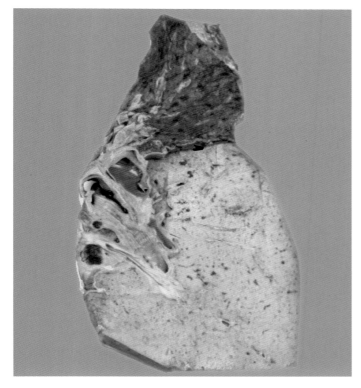

图 7-15 大叶性肺炎（灰色肝样变期）

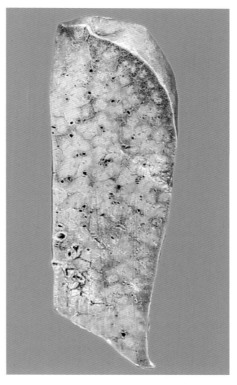

图 7-16 小叶性肺炎

3. 支气管扩张症(bronchiectasis) 肺切面的支气管数目相对较多,管壁较厚,灰白色,且管腔较正常增大,似蜂房状。扩张的支气管周围肺组织正常结构消失(图7-17)。

4. 肺气肿(emphysema) 肺体积明显变大,质地柔软,颜色苍白,失去弹性。肺表面可见肋骨压痕。切面可见肺泡腔不同程度扩大,呈明显的海绵状或蜂窝状,有的肺泡腔扩张十分明显(靠近肺膜下),呈小囊状,即肺大疱(直径大于1 cm)(图7-18)。

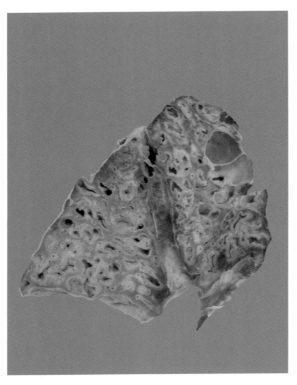
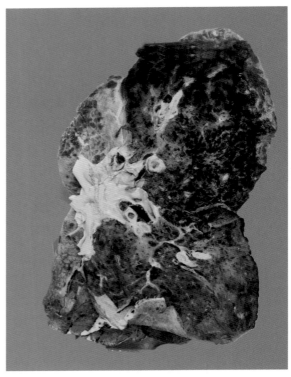

图 7-17 支气管扩张症   图 7-18 肺气肿

5. 硅肺 切面可见多数散在的粟粒大小的灰白色结节,靠近肺膜处较密集(图7-19)。结节硬如砂粒。部分肺组织纤维化,部分肺组织呈蜂窝状结构,为代偿性肺气肿。可见肺门淋巴结肿大,质硬,内有多个大小不等的结节。

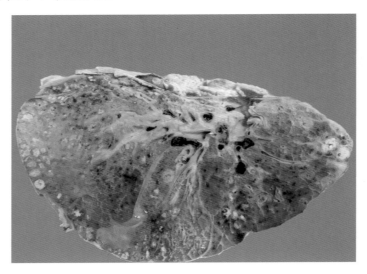

图 7-19 硅肺

6. 慢性肺源性心脏病(chronic cor pulmonale) 心脏体积增大,打开心脏见右心室无明显增厚,肉柱变扁平,但心腔明显扩张,肺动脉环增宽(且右心室壁增厚)(图 7-20)。

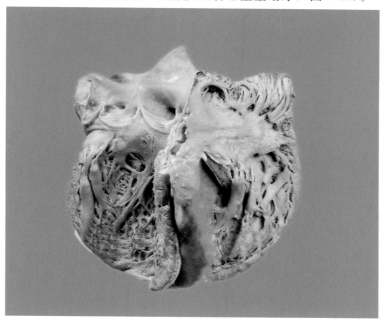

图 7-20 慢性肺源性心脏病

7. 肺癌(lung cancer)

(1)中央型肺癌:肺门部可见一个灰白色肿块,与主(叶)支气管关系密切,形状不规则,支气管壁被肿瘤组织侵犯破坏,肿瘤与肺组织分界不清。切面灰白色、干燥、质脆,可有坏死(图7-21)。

(2)周围型肺癌:肺叶周边部近胸膜处见单个结节或球形肿块,与支气管的关系不明显,肿瘤呈灰白色,边界较清楚,无包膜(图 7-22)。

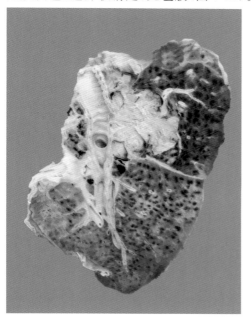

图 7-21 中央型肺癌

图 7-22 周围型肺癌

(3)弥漫型肺癌:肺表面和切面可见大小不等的多发性结节,弥漫性分布于多个肺叶,灰白色,质脆,与周围肺组织分界不清(图7-23)。

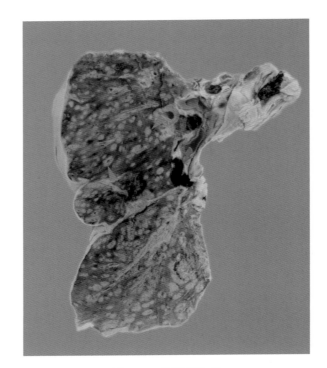

图 7-23 弥漫型肺癌

▶▶ 思考题

一、名词解释

1. 小叶性肺炎(lobular pneumonia)

2. 大叶性肺炎(lobar pneumonia)

3. 慢性支气管炎(chronic bronchitis)

4. 支气管扩张症(bronchiectasis)

5. 慢性阻塞性肺疾病(chronic obstructive pulmonary disease,COPD)

6. 支气管哮喘(bronchial asthma)

7. 肺气肿(emphysema)

8. 硅肺(silicosis)

9. 肺肉质变(pulmonary carnification)

10. 肺心病(pneumocardial disease)

11. 肺癌(lung cancer)

二、问答题

1. 简述慢性肺源性心脏病的发病原因和机制。

(回答要点:肺的疾病和心脏的疾病)

2. 简述大叶性肺炎各期病变特点临床表现及 X 线特征。

(回答要点:各期的大体改变和镜下特点,X 线特征与临床表现的相关性)

3. 简述硅肺病变特点、分期及常见并发症。

(回答要点:肺和胸膜的变化)

4. 肺癌分几型? 其主要特点是什么?

(回答要点:肺癌的大体与镜下分期)

5. 简述肺癌的扩散途径。

(回答要点:淋巴道转移、血行转移。)

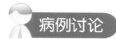

病例讨论

患者，男，35岁，5天前患感冒，发热、咳嗽伴胸痛、呼吸困难，入院后24小时死亡。肉眼观：病灶分布达几个肺大叶，肺叶肿大，肺泡被炎性渗出物填充，失去含气状态而实变，呈灰红色，颗粒状，质较硬，状如肝脏。光学显微镜观察：肺组织结构存在，肺泡腔内见炎性渗出物；肺泡壁变窄，其内毛细血管扩张充血。

讨论：

1. 患者的诊断依据是什么？

（回答要点：肺泡被炎性渗出物填充，肺实变，毛细血管扩张充血）

2. 患者的发病过程如何？

（回答要点：发热、咳嗽伴胸痛，肺实变，毛细血管扩张充血）

思政课堂

"开胸验肺"——提升医生的人文关怀素养

张某某是河南省某村村民。2004年6月，他到郑州某公司上班，该公司以生产硅砖、耐火材料为主要业务。张某某先后从事杂工、破碎、开压力机等工作。2007年8月，张某某开始出现胸闷、咳嗽、多痰等不适症状。起初，他以为是一场小感冒，没有太在意，但治疗一段时间后仍没有任何效果。2007年10月，张某某从该公司离职不久，又到郑州市第六人民医院检查，医生怀疑其患肺结核，但不能确诊，建议其到大医院复查。随后，张某某前往郑州大学第一附属医院，医生排除了肺癌和肺结核，怀疑是职业病——尘肺。之后，张某某于多家医院检查诊断为"尘肺"，但他一直无法到权威机构申请鉴定，因为他曾工作的公司拒绝提供相关证明。张某某向有关部门多次投诉后，终于取得做正式鉴定的证明。但是，他的鉴定结果为"肺结核"。2009年6月，张某某跑到医院，不顾医生劝阻，坚持"开胸验肺"，用无奈之举为自己赢得真相，此举引起了社会各界的强烈反响。在全国媒体的集中关注下，张某某被认定为"尘肺三期"，获赔61.5万元。

"开胸验肺"看似荒唐，却充分暴露出职业病患者维权的艰难处境，暴露出我国职业病防治体制的弊端。通过本内容的学习及对案例的讨论，我们切实感受到医生的严谨认真、正直公平对患者的重要性。强化医学生的职业使命感，提高医学生对患者的人文关怀素养，培养医学生服务于患者的意识至关重要。

参 考 文 献

[1] 卞修武,李一雷.病理学[M].10版.北京:人民卫生出版社,2024.

[2] 王连唐.病理学[M].4版.北京:高等教育出版社,2023.

（白美玲）

第八章 消化系统疾病

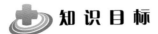

知 识 目 标

掌握：慢性萎缩性胃炎、慢性胃溃疡、急性普通型病毒性肝炎、亚急性重型肝炎、门脉性肝硬化、食管癌、胃癌、大肠癌、肝细胞癌的病理变化及其临床病理联系。

熟悉：炎症性肠病、胰腺炎、胰腺癌和胆囊癌的病理变化。

了解：消化系统疾病发生的分子基础。

消化系统包括消化管和消化腺。消化管是由口腔、食管、胃、肠及肛门组成的连续的管道系统。消化腺包括唾液腺、肝脏、胰腺及消化管的黏膜腺体等，主要发挥消化、吸收、排泄、解毒以及内分泌等功能。消化系统疾病临床发病率高，本章仅介绍一些常见的消化系统疾病。

胃肠道常见疾病有胃炎（胃黏膜炎症，可分为急性胃炎、慢性胃炎两种。慢性胃炎又可分为慢性浅表性胃炎及慢性萎缩性胃炎等四种。重度萎缩性胃炎可发生癌变，应注意病变发展）及溃疡病（临床上有周期性上腹部疼痛、反酸、嗳气等症状，主要发生于胃和十二指肠黏膜，易反复发作，形成慢性溃疡，因与胃液的消化作用有关，故又称消化性溃疡）。炎症性肠病是一组病因未明的慢性非特异性肠道炎症性疾病，包括克罗恩病和溃疡性结肠炎，近 10 年来，其发病率逐步增加。

肝脏疾病中较常见的为病毒性肝炎（由多种肝炎病毒引起的以肝实质细胞变性、坏死为主要病变的传染病，发病率很高，多无明显症状，慢性病毒性肝炎患者可发展为肝硬化、肝癌）及肝硬化（由多种病因引起肝细胞弥漫性变性、坏死，继而出现纤维组织增生和肝细胞结节状再生的慢性进行性病变，导致肝组织结构破坏、血液循环改变、肝变形、变硬）。

消化系统常见肿瘤有食管癌、胃癌、大肠癌和肝癌，均位于我国十大恶性肿瘤之列，严重危害人民身体健康。此外，还有胰腺癌、胆囊癌及胆管癌，预后相对较差。

本章将从病理角度介绍消化系统疾病的基本知识，包括常见的形态学特征、病因及发病机制。掌握以上知识，对于精准地诊断消化系统疾病，从而为患者提供最佳的治疗方案是十分重要的。

切 片 标 本

1. 慢性萎缩性胃炎（chronic atrophic gastritis） 标本取自临床送检胃窦组织。

（1）低倍镜：胃黏膜变薄，胃小凹变浅，腺体萎缩，即腺体数目减少，腺腔变小并可有囊状扩张（图 8-1）。黏膜固有层有不同程度的淋巴细胞和浆细胞浸润，甚至形成淋巴滤泡。

（2）高倍镜：幽门腺大部或基本消失，病变部黏膜有重度肠上皮化生，上皮细胞中出现杯状细胞、吸收细胞（图 8-2）。固有层内有大量淋巴细胞、浆细胞浸润。

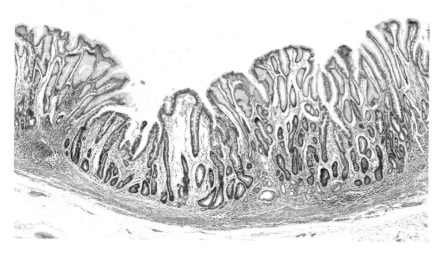

图 8-1 慢性萎缩性胃炎(低倍镜)

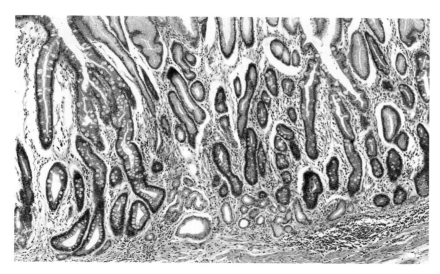

图 8-2 慢性萎缩性胃炎(高倍镜)

2. 慢性胃溃疡(chronic gastric ulcer) 标本取自临床送检病例。肉眼见切片组织中间有一凹陷,此即溃疡。

(1)低倍镜:切片凹陷处即为溃疡病灶,病变深达肌层,两侧为正常胃组织(图 8-3)。

(2)高倍镜:慢性溃疡底部由表面至深层分四层(图 8-4)。

①炎性渗出层:由不等量的急性炎性渗出物如白细胞和纤维素等构成。

②坏死层:可见红染、无结构的坏死物。

③肉芽组织层:由大量新生的毛细血管和成纤维细胞构成并伴有炎症细胞浸润。

④瘢痕层:大量纤维组织增生,部分发生玻璃样变性。瘢痕层内可见增生性动脉炎(中、小动脉管壁增厚、管腔狭窄及血栓形成)及神经纤维球状增生(神经节细胞和神经纤维变性或增生)。

3. 急性普通型病毒性肝炎(acute general viral hepatitis)

(1)低倍镜:肝细胞广泛发生细胞水肿(胞质疏松化和气球样),肝细胞体积普遍增大,呈圆球形,胞质透亮。坏死程度较轻,肝小叶内可有散在的点状坏死。偶可见嗜酸性小体(图 8-5)。

Note

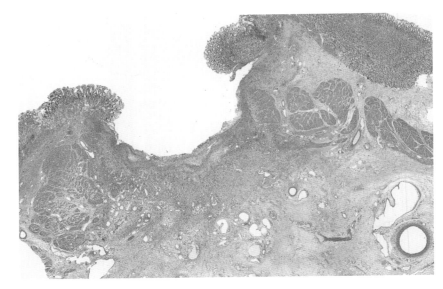

图 8-3　慢性胃溃疡(低倍镜)

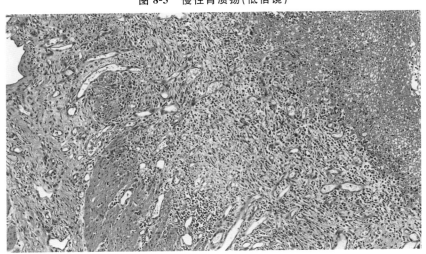

图 8-4　慢性胃溃疡(高倍镜)
自右上至左下,分别为坏死层、肉芽组织层、瘢痕组织及肌层

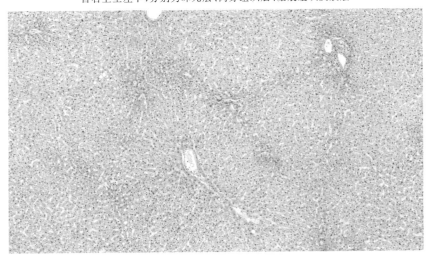

图 8-5　急性普通型病毒性肝炎(低倍镜)

（2）高倍镜：由于肝细胞索网状纤维支架没有塌陷，故再生的肝细胞可完全恢复原来的结构和功能。肝窦内星形细胞增生，门管区及肝小叶内有少量炎症细胞（主要为淋巴细胞和单核细胞）浸润（图8-6）。黄疸型者坏死灶稍多、稍重，毛细胆管管腔中有胆栓形成。

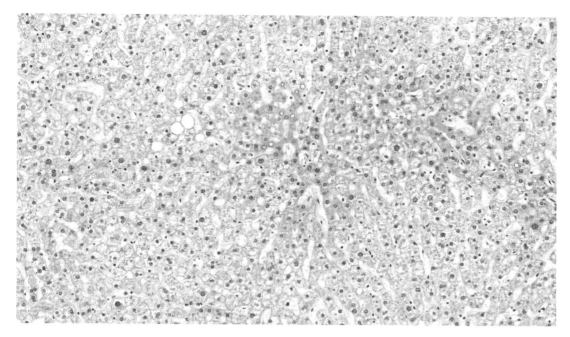

图 8-6　急性普通型病毒性肝炎（高倍镜）

4. 亚急性重型肝炎（subacute severe hepatitis）

（1）低倍镜：大片肝细胞坏死，累及肝小叶的大部分甚至整个肝小叶。由于坏死区网状纤维支架塌陷和胶原纤维化，再生的肝细胞失去原有的依托而呈不规则结节状再生（图8-7）。

图 8-7　亚急性重型肝炎（低倍镜）

(2)高倍镜:肝细胞广泛坏死,肝细胞索解离,肝细胞溶解,肝小叶内和门管区有大量炎症细胞浸润,以淋巴细胞、巨噬细胞为主(图 8-8)。再生的肝细胞体积大,嗜碱性增强,核大且染色较深,可出现双核。间质中胆小管增生,部分新生胆小管未形成管腔(即假胆管),可有胆汁淤积形成胆栓。

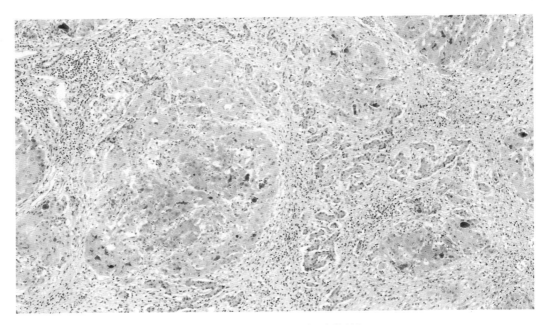

图 8-8 亚急性重型肝炎(高倍镜)

5. 门脉性肝硬化(portal cirrhosis)

(1)低倍镜:正常肝小叶结构被破坏,由广泛增生的纤维组织将肝小叶分割包绕成大小不等、圆形或椭圆形肝细胞团,称为假小叶(图 8-9)。中央静脉缺如、偏位或有两个以上。

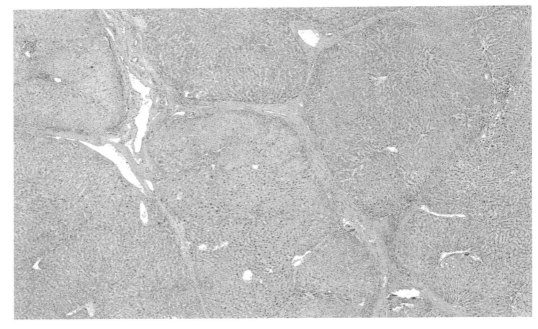

图 8-9 门脉性肝硬化(低倍镜)

（2）高倍镜：假小叶内肝细胞排列紊乱，可有变性、坏死及再生现象（图8-10）。再生的肝细胞体积较大，核大且染色较深，常出现双核肝细胞；假小叶周边纤维间隔内可见增生的胆小管，胆小管受压而出现胆汁淤积现象，亦可见无管腔的假胆管结构及炎症细胞（主要为淋巴细胞和单核细胞）浸润。

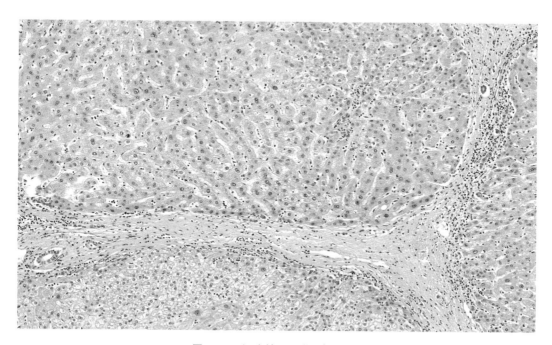

图 8-10　门脉性肝硬化（高倍镜）

6. 胃管状腺癌（gastric tubular adenocarcinoma）

（1）低倍镜：图8-11右侧大片为癌组织。癌细胞大多形成染色较深、腺管状或腺泡状结构（癌巢），并可至黏膜下层及肌层。左侧局部可见正常胃黏膜组织。

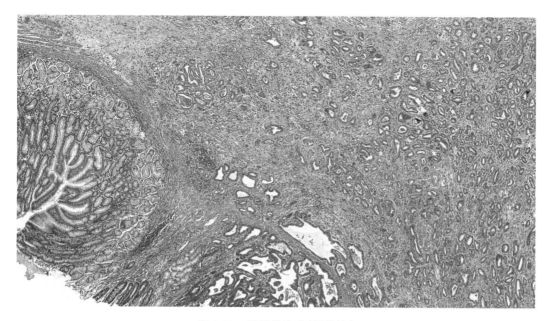

图 8-11　胃管状腺癌（低倍镜）

（2）高倍镜：癌组织由大小不等、形状不规则的腺腔组成，相邻腺体有共壁或背靠背现象；癌细胞层次增多，排列紊乱，极性消失；单个癌细胞多为柱状，亦可见立方形细胞，胞质较丰富，嗜碱性（图 8-12）。癌细胞大小、形态及染色深浅不一，可见核分裂象。腺腔内见分泌物、炎性渗出物及脱落变性的细胞；间质内见炎症细胞浸润。

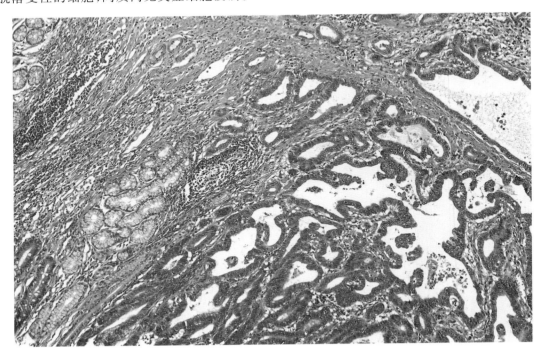

图 8-12　胃管状腺癌（高倍镜）

7. 肝细胞癌（hepatocellular carcinoma）

（1）低倍镜：癌细胞排列成梁状、条索状或腺管状，染色深（图 8-13）。

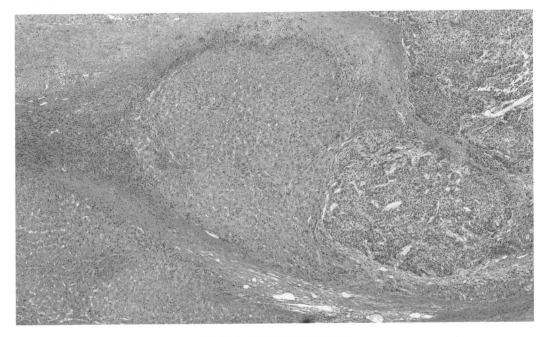

图 8-13　肝细胞癌（低倍镜）

（2）高倍镜：分化好的癌细胞呈多边形，胞质丰富，嗜碱性，颗粒状，胞核呈圆形或椭圆形，核大而浓染。分化差的癌细胞异型性明显，病理性核分裂象多见，常见巨核及多核的瘤巨细胞。癌细胞索之间可见血窦结构（图 8-14）。有的切片可见肝组织有肝硬化改变。

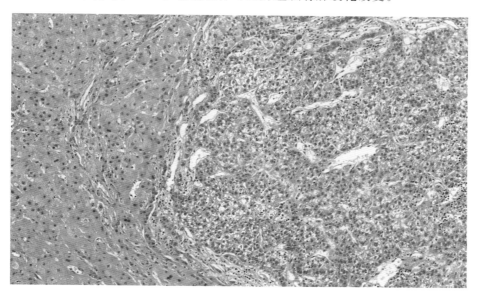

图 8-14　肝细胞癌（高倍镜）

大 体 标 本

1. 慢性胃溃疡　胃次全切除术标本。

胃黏膜面小弯侧、近幽门处有一椭圆形或圆形、直径小于 2 cm 的溃疡病灶。溃疡较深，边缘整齐，底平坦（图 8-15）。溃疡周围黏膜皱襞呈轮辐状向溃疡处集中，周边黏膜萎缩变薄。切面可深达肌层或浆膜。

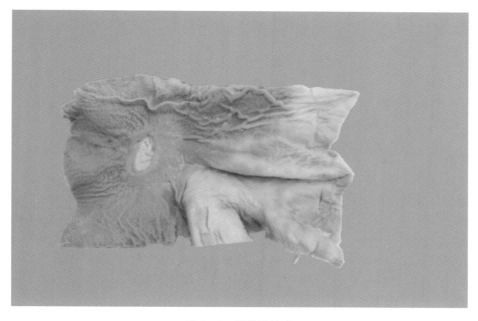

图 8-15　慢性胃溃疡

2. 急性重型肝炎(acute severe hepatitis)　肝脏体积明显缩小,被膜皱缩,重量减轻,边缘变锐,质地柔软(图8-16)。表面及切面呈黄色或红褐色,有的区域呈红黄相间的斑纹状,故又称红色或黄色肝萎缩,无光泽。

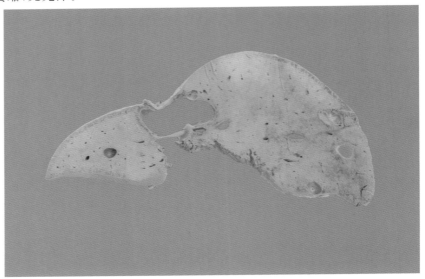

图8-16　急性重型肝炎

3. 亚急性重型肝炎　肝脏体积不同程度缩小,被膜皱缩。表面及切面可见大小不等的灰白色肝细胞结节,结节周围有纤维结缔组织增生,切面呈灰黄色或黄绿色(图8-17)。

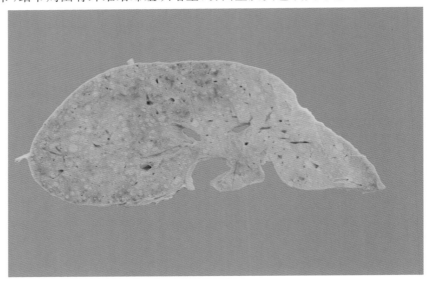

图8-17　亚急性重型肝炎

4. 门脉性肝硬化　肝脏体积缩小,重量减轻,硬度增加,表面呈颗粒状或小结节状,大小相仿,最大结节直径小于1 cm。切面见结节呈黄褐色(脂肪变)或黄绿色(胆汁淤积),周围有纤维条索组织(灰白色)包绕(图8-18)。

5. 坏死后肝硬化(postnecrotic cirrhosis)　肝脏体积缩小,重量减轻,质地变硬。与门脉性肝硬化的区别在于肝脏变形明显,结节大小相差悬殊,直径多大于0.5 cm。切面见结节周围有纤维组织包绕,纤维间隔明显增宽,宽窄不一(图8-19)。

6. 胆汁性肝硬化(biliary cirrhosis)　肝脏体积常增大,表面平滑或呈细颗粒状,切面见结节细小,结节间纤维间隔较窄。表面及切面常被胆汁染成深绿色或绿褐色(图8-20)。

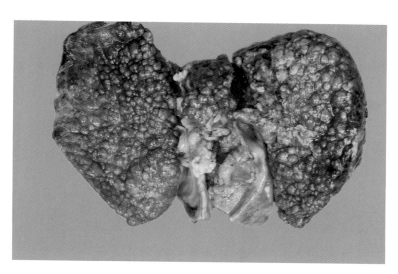

图 8-18　门脉性肝硬化

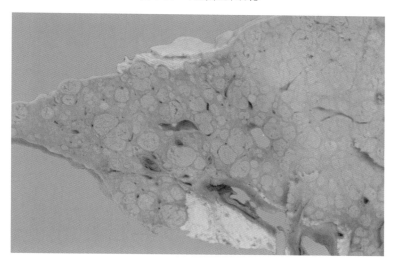

图 8-19　坏死后肝硬化

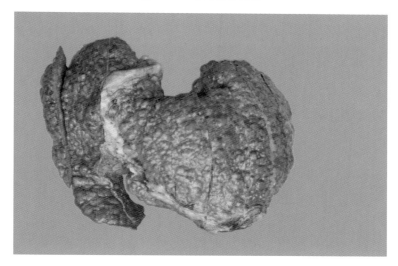

图 8-20　胆汁性肝硬化

7. 溃疡型食管癌(ulcerative esophageal cancer) 食管黏膜面可见一外形不整的溃疡,边缘略隆起,底部不平,溃疡较深,深达肌层(图8-21)。

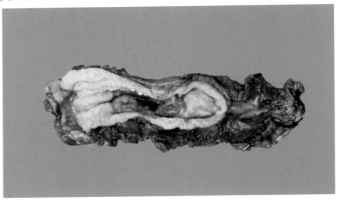

图8-21 溃疡型食管癌

8. 溃疡型胃癌(ulcerative gastric cancer) 胃黏膜可见一直径大于2.5 cm的溃疡。边缘隆起呈火山口状,底部凹凸不平,易出血。切面见病变处呈灰白色(图8-22)。

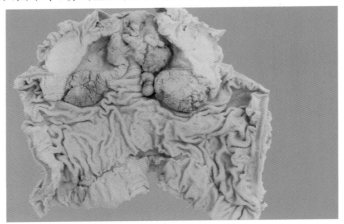

图8-22 溃疡型胃癌

9. 弥漫浸润型胃癌(diffuse invasive gastric cancer) 癌组织在胃壁内弥漫性浸润性生长,使胃壁增厚、变硬、弹性降低,形同皮革制成的囊袋,称为革囊胃。癌组织与周围组织无明显界限(图8-23)。

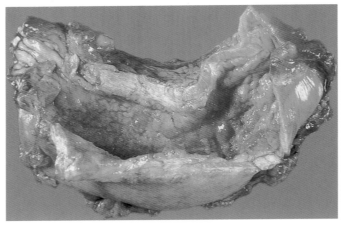

图8-23 弥漫浸润型胃癌

10. 息肉型胃癌(polypoid gastric cancer) 癌组织呈息肉状或蕈状突入胃腔内。癌组织呈灰白色,质脆,表面常见坏死、出血(图 8-24)。

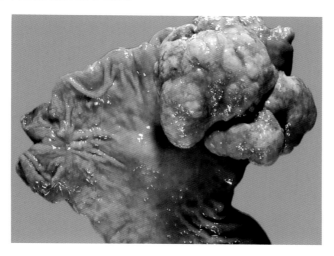

图 8-24 息肉型胃癌

11. 巨块型肝癌(massive liver cancer) 肝脏切面可见一巨大肿块,灰白色(图 8-25)。癌组织质软脆,常有出血、坏死。巨大肿块周围可见散在卫星小结节,肿块均向切面隆起。周围肝组织呈肝硬化表现。

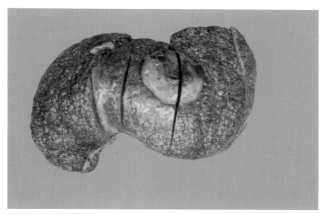

图 8-25 巨块型肝癌

12. 结节型肝癌(nodular liver cancer) 癌结节多个散在分布,圆形或椭圆形,大小不等,有的相互融合形成较大的结节。被膜下的癌结节向表面隆起而导致肝脏表面凹凸不平(图 8-26)。

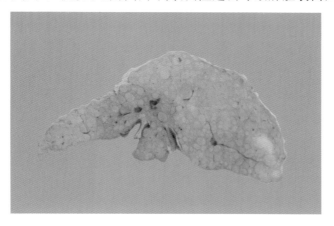

图 8-26 结节型肝癌

13. 隆起型大肠癌(protuberant colorectal cancer) 肿瘤呈菜花状或息肉状向肠腔内突出,肿瘤呈灰白色,表面可有出血、坏死(图 8-27)。

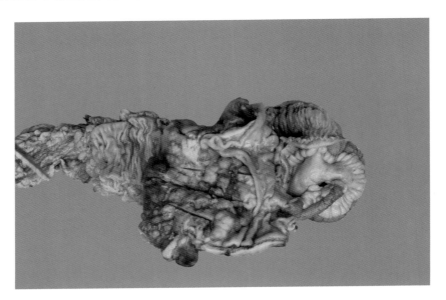

图 8-27　隆起型大肠癌

14. 溃疡型大肠癌(ulcerative colorectal cancer) 肿瘤表面有溃疡形成,呈火山口状。溃疡底部有坏死,与周围组织分界不清(图 8-28)。

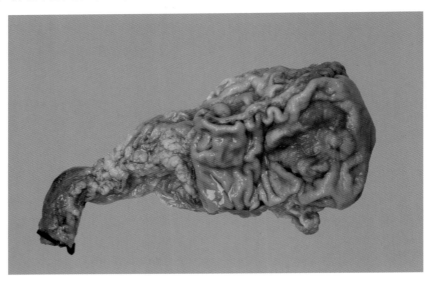

图 8-28　溃疡型大肠癌

▶▶ 思考题

一、名词解释

肠上皮化生;嗜酸性小体;碎片状坏死;桥接坏死;毛玻璃样肝细胞;肝硬化;假小叶;革囊胃;原发性肝癌

二、问答题

1. 良、恶性胃溃疡肉眼观形态特征有何区别?

(回答要点:外观、大小、深度、边缘、底部和周围黏膜)

2. 简述慢性胃溃疡病理组织学诊断依据及其并发症。

(回答要点:炎性渗出层、坏死层、肉芽组织层和瘢痕层。并发症为出血、穿孔、幽门梗阻和癌变)

3. 简述肝硬化的主要病理改变及其临床病理联系。

(回答要点:肉眼见肝脏体积缩小,重量减轻,质地变硬,表面和切面见弥漫性分布的结节。镜下见正常肝小叶结构被破坏,由假小叶替代。临床病理联系:门静脉高压和肝功能不全)

病例讨论

王某,男,55 岁,因右上腹疼痛 40 余天入院。患者 20 天前无明显诱因出现右上腹疼痛,呈持续性钝痛,以夜间较为明显,疼痛不向肩背部放射,不伴有发热及恶心、呕吐等表现。患者自发病以来疼痛逐渐加重,且出现乏力、腹胀、食欲下降,体重下降约 3 kg。患者既往有 30 余年的乙型肝炎病史,肝功能异常,白球比(A/G)下降。

入院体检:腹水征阳性,肝肋下 6 cm,质硬,表面结节状,边缘不规则,双下肢凹陷性水肿。

实验室检查:①血常规:白细胞计数 13.8×10^{12}/L,红细胞计数 3.08×10^{12}/L,血小板计数 32×10^{9}/L。②肝肾功能:总蛋白 57.4 g/L,白蛋白 25.0 g/L,球蛋白 31.6 g/L,A/G 0.8,总胆红素 89.8 μmol/L,直接胆红素 45.7 μmol/L。③HBsAg 阳性,HBeAg 阳性,抗 HBc 阳性。④甲胎蛋白(AFP)> 600 μg/L。⑤腹水病理:离心沉淀涂片未找到癌细胞。

B 超检查:肝右叶内见 9 cm × 11 cm 强回声光团。治疗过程中患者因高热、感染、呕血、黑便、少尿、昏迷而死亡。

讨论:

1. 根据患者的主要临床表现做出诊断,并说明诊断依据。

(回答要点:病毒性肝炎、肝硬化、原发性肝癌)

2. 该患者所患疾病之间有怎样的联系?

(回答要点:病毒性肝炎→肝硬化(胃肠道消化功能障碍、肝功能障碍(白蛋白降低、出血等)、上消化道出血、腹水等)→原发性肝癌)

3. 患者可能的死因是什么?

(回答要点:肝衰竭、肝癌恶病质)

4. 本例患者所患原发性肝癌按肉眼分型可能属何型?

(回答要点:巨块型)

思政课堂

幽门螺杆菌与为科学献身精神

当谈及消化系统疾病中的消化性溃疡、胃炎和胃癌时,我们必须提及澳大利亚科学家巴里·马歇尔与他的合作者罗宾·沃伦。这两位科学家发现了幽门螺杆菌以及这种细菌在胃炎和胃溃疡等疾病中的作用,并因此获得 2005 年诺贝尔生理学或医学奖。马歇尔从患者身上采集到了幽门螺杆菌,并将其培养后与牛肉汤混合饮下。这种“以身试菌”的行为展示了他的求真精神和自我牺牲精神。马歇尔曾说科学研究最需要的是好奇心和创新能力,因此我们在科学研究过程中应该保持好奇心和创新能力。马歇尔还因其杰出贡献被评为中国工程院外籍院士,并于 2015 年获得了中国政府友谊奖。

参 考 文 献

［1］ 卞修武,李一雷.病理学［M］.10 版.北京:人民卫生出版社,2024.

［2］ 王连唐.病理学［M］.4 版.北京:高等教育出版社,2023.

（梁　爽　陈　楠）

第九章 淋巴造血系统疾病

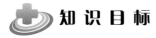

知识目标

　　掌握：淋巴瘤的概念；霍奇金淋巴瘤的病理变化、组织学分型和临床意义。

　　熟悉：非霍奇金淋巴瘤的分型如弥漫性大 B 细胞淋巴瘤、伯基特淋巴瘤的病理特征。淋巴结良性病变如反应性淋巴结炎和淋巴结特殊性感染的病理变化。

　　了解：白血病的分类及常见类型的病理特征。

　　淋巴造血系统包括髓系组织和淋巴样组织两个部分。髓系组织包括骨髓和骨髓所产生的各种细胞，如红细胞、白细胞和血小板。淋巴样组织包括胸腺、脾脏、淋巴结和在人体广泛分布的淋巴组织。淋巴造血系统疾病种类繁多，表现为淋巴造血系统各种成分的量和（或）质的变化。

　　淋巴组织肿瘤指来源于淋巴细胞及其前体细胞的恶性肿瘤，包括淋巴瘤、淋巴细胞白血病、毛细胞白血病和浆细胞肿瘤等。

　　淋巴瘤（lymphoma）指原发于淋巴结和（或）结外淋巴组织等处的淋巴细胞及其前体细胞的恶性肿瘤。根据肿瘤细胞的形态、免疫表型和分子生物学特点，可将其分为两大类，即霍奇金淋巴瘤（Hodgkin lymphoma，HL）和非霍奇金淋巴瘤（non-Hodgkin lymphoma，NHL）。

　　霍奇金淋巴瘤是一类独特的淋巴瘤类型，占所有淋巴瘤的 10%～20%。霍奇金淋巴瘤有以下特点：①原发于淋巴结，病变往往从一个或一组淋巴结开始，逐渐由近及远地向周围的淋巴结扩散。②显微镜下霍奇金淋巴瘤的肿瘤细胞是一种独特的瘤巨细胞，称 Reed-Sternberg 细胞（R-S 细胞）。在病变组织中只有少数 R-S 细胞，占所有细胞成分的 0.1%～10%。R-S 细胞在不同肿瘤组织或同一病例不同时期的病变组织中所占的数量和比例各异。③病变组织中常有数量不等的、反应性的各种炎症细胞。④在霍奇金淋巴瘤后期，少数的病例可出现骨髓累及。⑤98% 以上的病例 R-S 细胞有 Ig 基因克隆性重排，支持 R-S 细胞起源于滤泡生发中心 B 细胞的观点。

　　霍奇金淋巴瘤的组织学分型有两大类：经典型霍奇金淋巴瘤（classical Hodgkin lymphoma，CHL）和结节性淋巴细胞为主型霍奇金淋巴瘤（nodular lymphocyte predominant Hodgkin lymphoma，NLPHL）。CHL 可分为四个亚型：结节硬化型、混合细胞型、富于淋巴细胞型和淋巴细胞减少型。

　　在 WHO 分类中，根据肿瘤细胞的起源和属性，非霍奇金淋巴瘤可分为三大类：前体淋巴细胞肿瘤（前体 B 细胞肿瘤和前体 T 细胞肿瘤）、成熟（外周）B 细胞肿瘤、成熟（外周）T 细胞和 NK 细胞肿瘤。约 85% 的非霍奇金淋巴瘤是成熟 B 细胞肿瘤。成熟 B 细胞肿瘤是 B 细胞在其分化的不同阶段发生的克隆性肿瘤，其肿瘤细胞形态和免疫表型类似于不同分化阶段的正常 B 细胞，根据它们假定的细胞起源将其分为若干类型，最常见的两种类型是弥漫性大 B 细胞淋巴瘤和滤泡性淋巴瘤。

切 片 标 本

1. 结节硬化型经典型霍奇金淋巴瘤（nodular sclerosis of classical Hodgkin lymphoma）　切片

取自肿大的淋巴结,如图 9-1 和图 9-2 所示。

图 9-1　结节硬化型经典型霍奇金淋巴瘤(低倍镜)

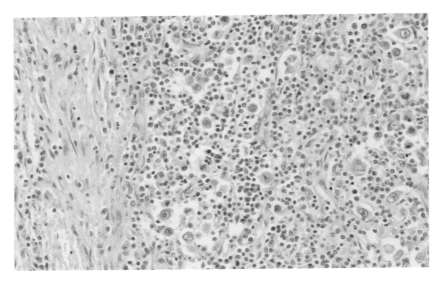

图 9-2　结节硬化型经典型霍奇金淋巴瘤(高倍镜)

(1)淋巴结的正常结构大部分消失,仅见少数残存的淋巴细胞和淋巴结周围的脂肪组织。

(2)淋巴结被膜增厚,增生的纤维组织伸入肿瘤内,将其分隔、包绕成结节状。结节内可见许多单核 R-S 细胞或霍奇金细胞,还可见少数陷窝细胞,很少见到诊断性 R-S 细胞。

(3)结节内还可见炎症细胞浸润。

2. 混合细胞型经典型霍奇金淋巴瘤(mixed cellularity of classical Hodgkin lymphoma)　切片取自肿大的淋巴结,如图 9-3 和图 9-4 所示。

(1)淋巴结的正常结构大部分消失,肿瘤细胞与各种炎症细胞混合存在。

(2)背景中的淋巴细胞主要为 T 细胞,诊断性 R-S 细胞或霍奇金细胞均多见,还可见少数瘤巨细胞。典型的 R-S 细胞比淋巴细胞大 2~3 倍,胞质丰富,染色红,边界不清,核大且双核,有巨大的嗜酸性核仁,又称镜影细胞。

3. 非霍奇金淋巴瘤——弥漫性大 B 细胞淋巴瘤(NHL,diffuse large B-cell lymphoma)　切片取自肿大的淋巴结,如图 9-5 和图 9-6 所示。

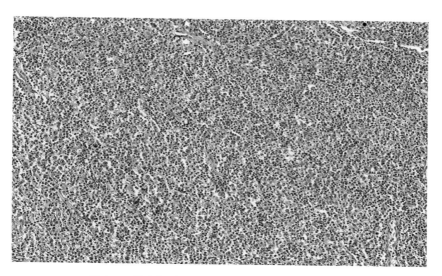

图 9-3 混合细胞型经典型霍奇金淋巴瘤(低倍镜)

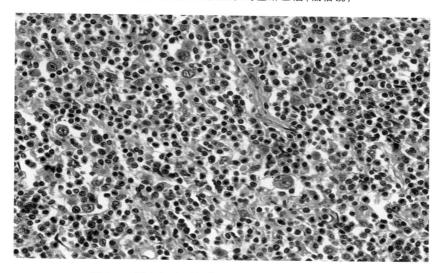

图 9-4 混合细胞型经典型霍奇金淋巴瘤(高倍镜)

图 9-5 弥漫性大 B 细胞淋巴瘤(低倍镜)

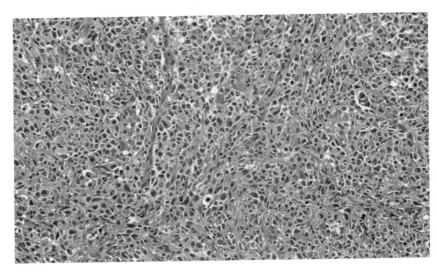

图 9-6　弥漫性大 B 细胞淋巴瘤(高倍镜)

(1)淋巴结的正常结构大部分消失,完全被异型淋巴样细胞取代。

(2)肿瘤细胞弥漫分布,大小、形状较一致。肿瘤细胞体积大,圆形或椭圆形,呈中心母细胞及免疫母细胞形态,核较大而圆,染色深,胞质极少,似淋巴细胞。

(3)间质少,肿瘤细胞之间可见充血的小静脉和毛细血管。

大 体 标 本

1. 淋巴瘤　标本取自手术送检病例,如图 9-7 所示。

淋巴结明显肿大。切面呈不规则结节状,色灰白略带红色,似鱼肉状,质软,并见暗红色出血灶。

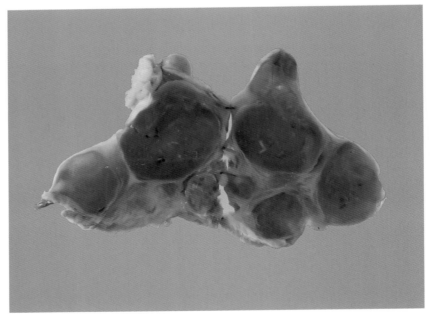

图 9-7　淋巴瘤

2. 回肠淋巴瘤(ileal lymphoma) 标本取自手术送检病例,如图 9-8 所示。
回肠黏膜皱襞破坏、消失,肿瘤致肠壁弥漫增厚,肠腔狭窄,切面呈鱼肉状。

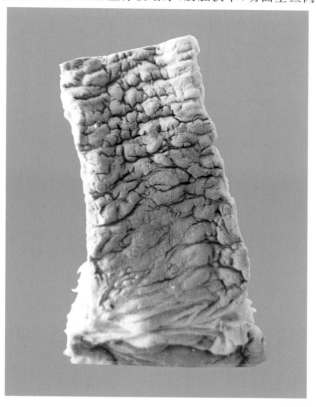

图 9-8 回肠淋巴瘤

3. 甲状腺淋巴瘤(thyroid lymphoma) 标本取自手术送检病例,如图 9-9 所示。
甲状腺明显肿大。切面呈灰白色,略带红色,均质似鱼肉状,质嫩。

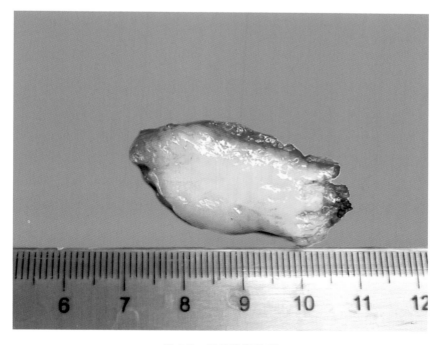

图 9-9 甲状腺淋巴瘤

▶▶ 思考题

1. 何谓淋巴瘤?

(回答要点:原发于淋巴结和结外淋巴组织等处的淋巴细胞及其前体细胞的恶性肿瘤)

2. 霍奇金淋巴瘤有哪些特点?

(回答要点:原发于淋巴结;典型的 R-S 细胞;背景有反应性炎症细胞;少数可累及骨髓;Ig 基因克隆性重排)

3. 霍奇金淋巴瘤有哪几种组织学类型?各有何病变特点?

(回答要点:以经典型和结节性淋巴细胞为主型。经典型可分为四个亚型,即结节硬化型、混合细胞型、富于淋巴细胞型和淋巴细胞减少型)

知识拓展

从预见到看见,这些复发难治性淋巴瘤患者"重获新生"!

　　嵌合抗原受体 T(CAR-T)细胞疗法是近年来迅速发展的免疫治疗新方法。CAR-T 细胞疗法是对外周血分离出来的 T 细胞进行基因修饰,使其表达 CAR,修饰过的 T 细胞能够独立于主要组织相容性复合体(major histocompatibility complex,MHC)的参与来识别并杀伤肿瘤细胞。目前 CAR-T 细胞疗法已成为一种很有前途的血液系统恶性肿瘤治疗方法,总有效率为 52%～82%,相对于其他疗法,CAR-T 细胞疗法在高危及复发/难治性 B 细胞非霍奇金淋巴瘤(B-NHL)患者中具有显著优势。目前多种抗 CD19 CAR-T 细胞已被美国 FDA 批准用于 B-NHL 的治疗,如阿基仑赛、司利弗明、利基迈仑赛、贝林安欧单抗。但依旧有许多问题有待深入研究,比如当前临床开发最多的 CD19 CAR-T 细胞治疗后产生耐药性和复发的机制,以及后续的治疗方案等。开发针对不同靶点的 CAR-T 细胞(包括评估其临床效果、毒性作用等)也是 CAR-T 细胞疗法研究的重要方向。除此之外,CAR-T 细胞疗法与其他疗法的组合治疗也许能带来更好的疗效,但有待临床试验证实。

参 考 文 献

[1] 卞修武,李一雷.病理学[M].10 版.北京:人民卫生出版社,2024.

[2] 王连唐.病理学[M].4 版.北京:高等教育出版社,2023.

[3] Kumar V,Abbas A K,Aster J C. Robbins basic pathology[M]. 10th ed. Amsterdam:Elsevier,2018.

(金真伊)

第十章 泌尿系统疾病

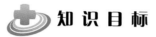

知 识 目 标

掌握：各型肾小球肾炎的概念、病变特点及临床病理联系。急、慢性肾盂肾炎的病变特点及发生与发展过程。肾细胞癌和膀胱移行细胞癌的病变特点。

熟悉：肾病综合征相关肾小球肾炎的病理变化。

了解：肾母细胞瘤的病理特征。

泌尿系统由肾脏、输尿管、膀胱和尿道四部分组成，主要功能是排出机体在代谢过程中所产生的废物，如尿素和尿酸等，并排出多余的水分和无机盐类。肾脏是泌尿系统中最为重要的脏器，其主要功能包括：①排出体内的代谢产物；②调节机体水和电解质平衡；③维持酸碱平衡；④具有内分泌作用，分泌红细胞生成素、肾素和前列腺素等。

肾小球肾炎（glomerulonephritis，GN），简称肾炎，是一组以肾小球损害为主的变态反应性疾病。急性弥漫增生性肾小球肾炎，由循环免疫复合物引起，最常见的病原体为 A 族乙型溶血性链球菌，增生的细胞以毛细血管丛的系膜细胞和内皮细胞为主，又称为毛细血管内增生性肾小球肾炎、急性感染后肾小球肾炎。慢性肾小球肾炎（chronic glomerulonephritis），由于大量肾小球发生玻璃样变性和纤维化，又称为慢性硬化性肾小球肾炎。

肾盂肾炎（pyelonephritis）是主要累及肾盂、肾间质和肾小管的化脓性炎症，女性多见。肾盂肾炎主要由细菌感染引起，最常见的致病菌是大肠杆菌，感染途径多数为上行性感染，少数为下行性（血源性）感染。

肾细胞癌（renal cell carcinoma）是起源于肾小管上皮细胞的恶性肿瘤，主要类型为肾透明细胞癌、肾乳头状癌和肾嫌色细胞癌，可发生于肾的任何部位，尤以上下两极（尤其是上极）多见。

膀胱尿路上皮癌（urothelial carcinoma of the bladder）或移行细胞癌（transitional cell carcinoma）是泌尿系统最常见的恶性肿瘤，其好发部位为膀胱侧壁和膀胱三角区近输尿管开口处，常呈乳头状，有很多是由膀胱乳头状瘤恶变而来。

切 片 标 本

1. 急性弥漫增生性肾小球肾炎（acute diffuse proliferative glomerulonephritis）

（1）低倍镜：肾小球体积普遍增大，肾小球内细胞数目显著增多，球囊腔变窄，病变呈弥漫性分布（图 10-1）。

（2）高倍镜：肾小球内毛细血管内皮细胞和系膜细胞弥漫性增生，炎症细胞（以中性粒细胞为主）浸润，肾小管上皮细胞水肿，管腔内可见红染的蛋白管型。间质血管扩张、充血，炎症细胞浸润（图 10-2）。

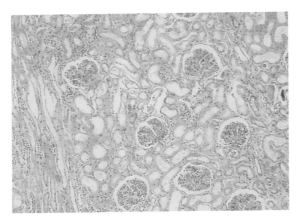

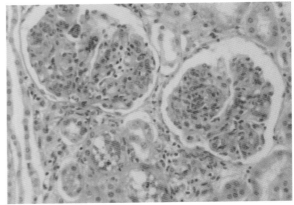

图 10-1　急性弥漫增生性肾小球肾炎(低倍镜)　　　图 10-2　急性弥漫增生性肾小球肾炎(高倍镜)

（3）诊断要点：多数肾小球体积增大，细胞数目增多。肾小球内毛细血管内皮细胞和系膜细胞弥漫性增生。

2. 新月体性肾小球肾炎(crescentic glomerulonephritis)

（1）低倍镜：多数肾小球球囊内可见到新月体或环状体形成（图 10-3）。

图 10-3　新月体性肾小球肾炎(低倍镜)

（2）高倍镜：肾球囊壁层上皮细胞增生形成新月体或环状体伴单核细胞浸润（图 10-4）。

（3）诊断要点：大部分肾小球可看到新月体形成，新月体由增生的肾球囊壁层上皮细胞和渗出的单核细胞构成。

3. 慢性硬化性肾小球肾炎(chronic sclerosing glomerulonephritis)

（1）低倍镜：多数肾小球萎缩，明显纤维化和玻璃样变性，相应的肾小管萎缩或消失，病变肾小球呈相对集中现象。部分残留肾小球代偿性肥大，肾小管扩张，管腔内可见各种管型（图10-5）。

（2）高倍镜：肾小球纤维化或玻璃样变性，相应的肾小管萎缩，部分肾小管可见蛋白管型；肾间质大量纤维组织增生，伴淋巴细胞、浆细胞弥漫性浸润。小动脉管壁增厚，管腔变小（图 10-6）。

（3）诊断要点：多数肾小球纤维化、玻璃样变性，呈集中现象。残存的肾单位代偿性肥大、扩张。

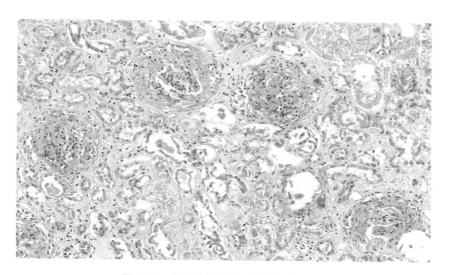

图 10-4 新月体性肾小球肾炎(高倍镜)

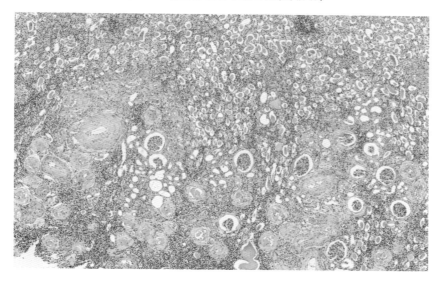

图 10-5 慢性硬化性肾小球肾炎(低倍镜)

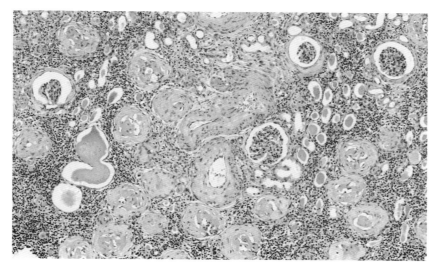

图 10-6 慢性硬化性肾小球肾炎(高倍镜)

4. 慢性肾盂肾炎(chronic pyelonephritis)

（1）低倍镜：可见肾小管和肾间质的慢性非特异性炎症,肾小球周围纤维化,肾小管萎缩或扩张,间质纤维组织增生伴有大量淋巴细胞浸润(图 10-7)。

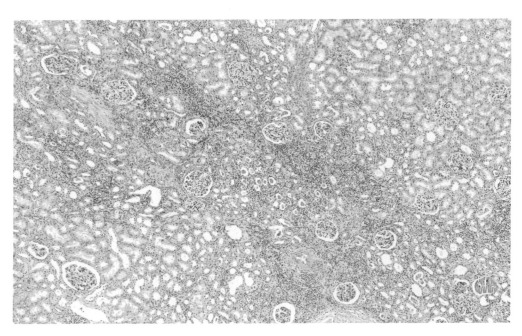

图 10-7 慢性肾盂肾炎(低倍镜)

（2）高倍镜：肾球囊壁及周围呈同心圆状纤维化,肾小管可发生萎缩、消失,部分肾小管扩张,可见均匀红染的胶样管型;间质大量纤维组织增生伴淋巴细胞、浆细胞等浸润,甚至形成淋巴滤泡(图 10-8)。

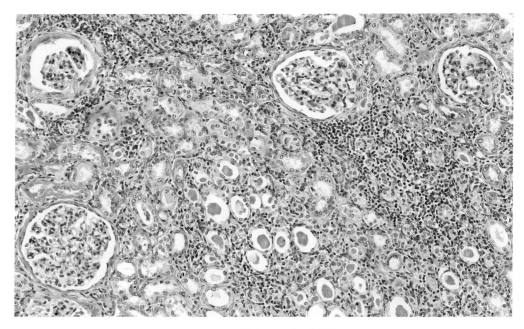

图 10-8 慢性肾盂肾炎(高倍镜)

（3）诊断要点：肾球囊周围纤维化，肾小管萎缩、消失，间质纤维化伴慢性炎症细胞浸润。

5. 肾透明细胞癌（renal clear cell carcinoma）

（1）低倍镜：癌细胞排列不规则，呈片状或条索状。周边可见部分正常肾组织（肾小球和肾小管）（图 10-9）。

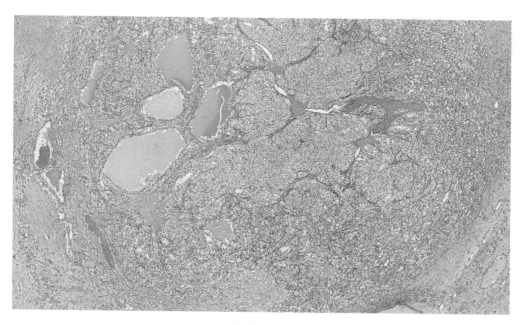

图 10-9 肾透明细胞癌（低倍镜）

（2）高倍镜：癌细胞体积大，呈圆形或多边形，轮廓清晰，胞质丰富、透明，核居中或位于边缘，间质血管丰富（图 10-10）。

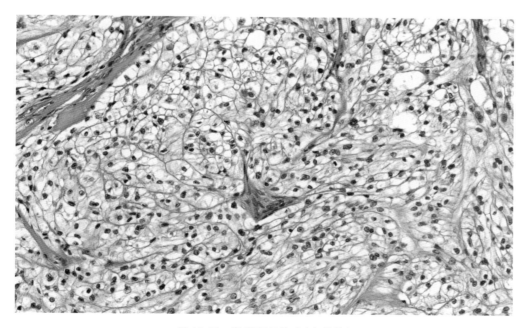

图 10-10 肾透明细胞癌（高倍镜）

（3）诊断要点：癌细胞胞质透亮，间质血管丰富。

6. 膀胱高级别浸润性尿路上皮癌(high-grade invasive urothelial carcinoma of the bladder)

(1)低倍镜:癌细胞排列呈乳头状、巢状和片状,细胞层次明显增多,乳头中轴为血管及纤维结缔组织(图 10-11)。

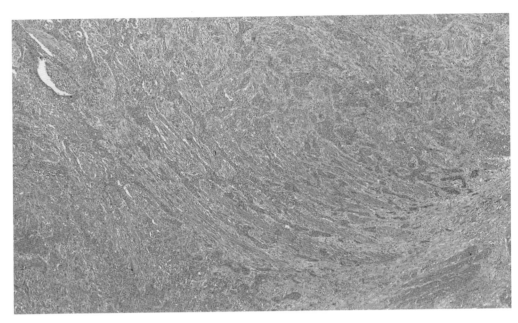

图 10-11 膀胱高级别浸润性尿路上皮癌(低倍镜)

(2)高倍镜:癌细胞极性紊乱,细胞核大、深染,病理性核分裂象易见,在肌层浸润性生长伴有炎症细胞浸润(图 10-12)。

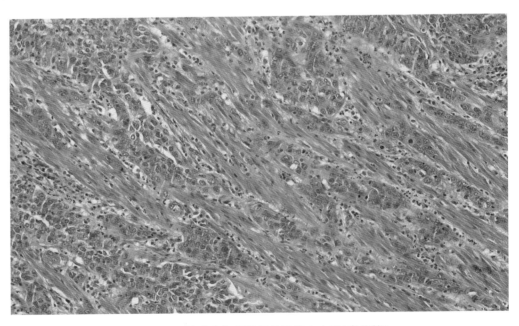

图 10-12 膀胱高级别浸润性尿路上皮癌(高倍镜)

(3)诊断要点:癌细胞异型性明显,肌层浸润性生长。

大 体 标 本

1. 急性弥漫增生性肾小球肾炎 病变肾脏体积增大,包膜紧张,表面光滑、充血,即"大红肾"。有的肾脏表面有散在的粟粒大小的出血点,又称"蚤咬肾"。肾皮质增厚,皮、髓质界限清楚(图 10-13)。

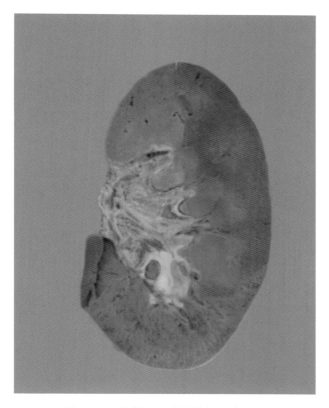

图 10-13 急性弥漫增生性肾小球肾炎

2. 慢性硬化性肾小球肾炎 肾脏体积缩小,表面呈弥漫性细颗粒状,切面皮质变薄,皮、髓质界限不清,肾盂周围脂肪增多,称为继发性颗粒性固缩肾(图 10-14)。

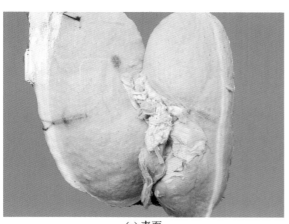

(a) 表面

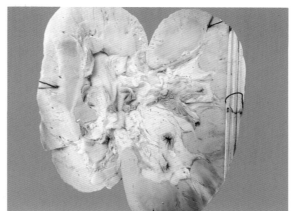

(b) 切面

图 10-14 慢性硬化性肾小球肾炎

3. 慢性肾盂肾炎 病变肾脏体积缩小,表面出现不规则瘢痕,肾脏切面皮、髓质界限不清,肾乳头萎缩,肾盏、肾盂因瘢痕收缩而变形,肾盂黏膜粗糙,脂肪组织填充(图 10-15)。

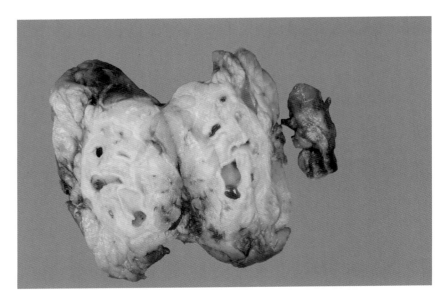

图 10-15　慢性肾盂肾炎

4. 肾透明细胞癌 肿瘤组织位于肾上极,肾实质破坏,肿瘤浸润邻近肾盂或肾盏,切面灰白色,表面有出血、坏死及钙化,边界尚清(图 10-16)。

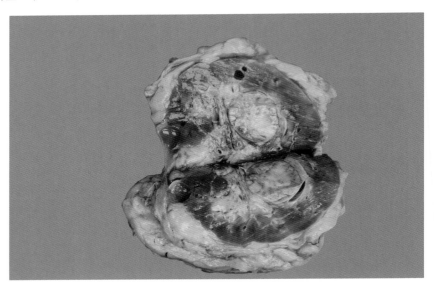

图 10-16　肾透明细胞癌

5. 肾盂和肾盏的移行细胞癌(transitional cell carcinoma of renal pelvis and renal calice) 手术切除送检标本。

肾脏体积增大,表面呈结节状或分叶状。

切面见肾盂和肾盏黏膜被灰色肿瘤组织所取代,肿瘤呈菜花状,肾实质被不同程度破坏(图 10-17)。

6. 膀胱癌(carcinoma of bladder) 膀胱腔内有一突起肿块,肿瘤组织为多发乳头状,切面灰白色,表面粗糙,质脆,向膀胱壁呈浸润性生长(图 10-18)。

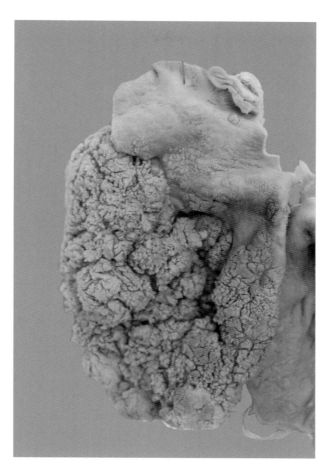

图 10-17 肾盂和肾盏的移行细胞癌

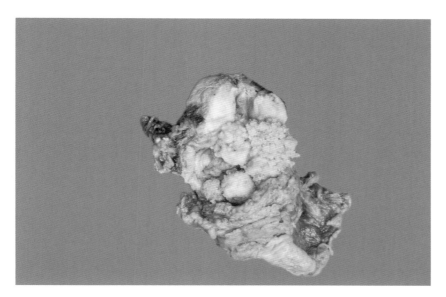

图 10-18 膀胱癌

▶▶ 思考题

1. 急性弥漫增生性肾小球肾炎和急性肾盂肾炎的病理变化和临床表现有何区别?

(回答要点:前者主要累及肾小球,引起急性肾炎综合征;后者主要累及肾盂和肾间质,引起

113

化脓性炎)

2. 患者若出现无痛性肉眼血尿,该考虑哪些疾病?

(回答要点:可能考虑膀胱癌、尿道和肾盂的移行细胞癌等)

3. 试述新月体性肾小球肾炎的病理变化和临床病理联系。

(回答要点:病理表现为新月体的形成;快速进行性肾炎综合征)

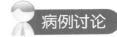 **病例讨论**

病例 1

患者,女,42 岁,因"颜面及下肢水肿反复发作 3 年,加重 5 天"入院。患者于 3 年前偶然出现颜面水肿,晨起加重,同时伴有下肢水肿,并有血压升高、头晕、恶心、呕吐的症状,就诊于当地医院,化验尿蛋白(＋),给予对症治疗后症状缓解,后间断有过上述症状,未予重视。患者 5 天前感冒后水肿加重,尿量增多,色偏红,全身乏力,食欲不佳。发病以来无尿频、尿急、尿痛,无发热及咳嗽,大便正常,体重无明显变化。入院检查:体温 36.9℃,血压 165/110 mmHg,呼吸 17 次/分,心率 82 次/分,双肾区无叩击痛,双下肢轻度水肿。实验室检查:血红蛋白 88 g/L,白细胞计数 $7.8×10^9$/L,中性粒细胞 0.73,淋巴细胞 0.27。尿常规:尿蛋白(＋＋＋),尿红细胞(＋＋),白细胞 1～2/HP,红细胞 10～15/HP,颗粒管型 0～1/HP。血尿素氮 8.6 mmol/L,血肌酐 288 μmol/L。肾活检显示大量肾小球发生玻璃样变性和纤维化,肾小管萎缩或消失,间质纤维化,伴有淋巴细胞和浆细胞浸润。

讨论:

1. 本例患者的初步诊断是什么? 诊断依据是什么?

2. 本例患者肾脏的外观有何变化?

3. 本病的预后如何? 患者最终的死因是什么?

答案:

1. 初步诊断:慢性肾小球肾炎。

诊断依据:中年女性,慢性病程;高血压;肾功能受损。肾活检显示:大量肾小球发生玻璃样变性和纤维化,肾小管萎缩或消失,间质纤维化,伴有淋巴细胞和浆细胞浸润。

2. 肉眼观:双肾体积缩小,表面呈弥漫性细颗粒状;切面皮质变薄,皮、髓质界限不清;肾盂周围脂肪增多,称为继发性颗粒性固缩肾。

3. 预后较差。如不能及时进行血液透析或肾移植,患者最终多因尿毒症或由高血压引起的心力衰竭或脑出血而死亡。

病例 2

患者,女,7 岁,3 天前出现面部水肿,尿量减少,伴精神萎靡、食欲不振,半个月前曾有咽部疼痛史。入院检查:体温 38.3℃,脉搏 98 次/分,呼吸 23 次/分,血压 142/96 mmHg。面部、双睑水肿,四肢凹陷性水肿,咽部充血,扁桃体Ⅰ度肿大。实验室检查:尿蛋白(＋＋),尿红细胞(＋＋＋),管型(＋＋)。肾活检显示肾小球体积增大,细胞数目增多,主要为内皮细胞和系膜细胞增生,伴中性粒细胞和单核细胞浸润。免疫荧光检查见肾小球基膜有 IgG 和 C3 呈颗粒状荧光分布。

讨论：

1. 该患者的主要诊断是什么？诊断依据是什么？

2. 试用病理学知识解释患者出现上述临床症状的原因。

答案：

1. 诊断：急性弥漫增生性肾小球肾炎。

诊断依据：①患者，女，7 岁，3 天前出现面部水肿，尿量减少，伴精神萎靡、食欲不振，半个月前曾有咽部疼痛史。②入院检查：血压 142/96 mmHg。面部、双睑水肿，四肢凹陷性水肿，咽部充血，扁桃体Ⅰ度肿大。③实验室检查：尿蛋白（＋＋），尿红细胞（＋＋＋），管型（＋＋）。肾活检显示肾小球体积增大，细胞数目增多，主要为内皮细胞和系膜细胞增生，伴中性粒细胞和单核细胞浸润。免疫荧光检查见肾小球基膜有 IgG 和 C3 呈颗粒状荧光分布。

2. 由于肾小球急性炎症，血管通透性增加及结构破坏，出现血尿和蛋白尿，肾小球细胞增生严重时血管管腔狭小或阻塞，导致肾小球滤过率下降，可出现少尿。水肿为肾小球滤过率下降引起水钠潴留或毛细血管通透性增高所致，水钠潴留可使血容量增加，引起高血压。

知识拓展

膀胱癌治疗的最新进展

膀胱癌是一种广泛存在的、高度异质性的恶性肿瘤，发病率居泌尿系恶性肿瘤之首，膀胱癌诊断中，约 75% 的患者为非肌层浸润性膀胱癌，剩余约 25% 的患者为肌层浸润性膀胱癌。对于非肌层浸润性膀胱癌，经尿道膀胱肿瘤切除术结合膀胱灌注化疗为主要治疗方式，即在术后 24 小时内即刻进行膀胱灌注化疗，随后进行膀胱维持灌注化疗。对于肌层浸润性尿路上皮癌首选根治性膀胱切除术，并同时进行淋巴结清扫，再辅以放疗、化疗。虽然手术操作技术成熟且创伤性小，但术后肿瘤容易复发。对于非肌层浸润性膀胱癌，首次切除的肿瘤范围通常不足，需进行二次切除，部分患者仍需行根治性膀胱切除术。

近年来，随着高通量测序技术的日趋完善及分子生物学的不断进步，分子层面的精准治疗理念为膀胱癌的治疗提供了新的希望。准确地识别造成这种恶性肿瘤的原因和治疗靶点，从而促进早期诊断及开展针对性治疗，有利于膀胱癌治疗的预后。中药具有多靶点、综合调控的特性。对中药治疗膀胱癌进行富集分析等研究发现，中药治疗可通过改善氧化应激反应及调节代谢途径等方式治疗膀胱癌。中药不仅可缓解膀胱灌注化疗引起的副作用，如尿频、尿急、尿痛、恶心、呕吐、纳差及尿常规异常等，还可以降低膀胱癌术后复发率，但其疗效有待进一步评估。

免疫治疗的迅速发展改变了肿瘤治疗的格局，成为继手术、放疗和化疗之后新的抗肿瘤手段。肿瘤免疫治疗通过调动机体免疫系统功能，重新激活肿瘤排斥反应，以控制和杀灭肿瘤细胞。作为一种包含多种基因突变的恶性肿瘤，膀胱癌对免疫治疗的敏感性较高。免疫检查点抑制剂作为目前临床研究最广泛、效果最佳的免疫治疗药物，在膀胱癌的治疗中表现出了良好的抗肿瘤活性和安全性。随着大量的临床试验数据的报道，免疫检查点抑制剂的疗效逐渐取得业界的认可，在膀胱癌治疗上的应用也越来越广泛，从二线治疗到一线治疗，从辅助治疗、联合其他方案治疗到新辅助治疗，从转移性膀胱癌治疗到可切除的膀胱癌的治疗等方面都表现出极大的治疗潜力，对促进膀胱癌的个体化、精准化治疗有着重要意义。

Note

参 考 文 献

[1]　张娇蕊，李晓斌，战祥毅，等. 膀胱癌分子水平治疗研究进展及中药作用机制分析[J].中华中医药学刊，2022，40（9）：94-100，271.

[2]　杨天军，庞磊，问晓东. 免疫检查点抑制剂在膀胱癌治疗中的研究现状与展望[J].现代肿瘤医学，2023，31（4）：763-769.

（温娟娟）

第十一章　生殖系统和乳腺疾病

知识目标

掌握：子宫颈上皮内瘤变（CIN）与子宫颈癌的病变特点、组织分型及病理特征。子宫肌瘤的基本病理变化。葡萄胎、侵蚀性葡萄胎及子宫绒毛膜癌病理变化和临床病理联系。乳腺癌的常见组织学类型及病变特点。前列腺增生和前列腺癌的病变特点。

熟悉：慢性子宫颈炎的分型。子宫内膜异位症、子宫内膜增生与子宫内膜癌的病理变化及临床病理联系。卵巢常见肿瘤如上皮性肿瘤、生殖细胞肿瘤和性索间质肿瘤的类型及病理变化。乳腺增生性病变组织学类型及病理变化。

了解：睾丸精原细胞瘤及阴茎癌的病变特点。

男、女性生殖系统和乳腺的常见疾病，除了炎症和肿瘤外，由于受内分泌影响，还包括内分泌紊乱引起的疾病及妊娠相关的疾病。积极防治生殖系统炎症性疾病，加强生殖系统恶性肿瘤的早期诊断和治疗对提高人类健康水平具有重要意义。生殖系统炎症虽然比较常见，但病理变化相对单一，因此，生殖系统和乳腺肿瘤是本章学习重点。

据统计，子宫颈癌中约95％为鳞状细胞癌（腺癌约5％），多发生于子宫颈外口鳞状上皮与柱状上皮交界处，最初为子宫颈上皮内瘤变（CIN）和原位癌，然后突破基底膜生长成为浸润癌，与高危HPV感染密切相关。子宫颈癌可在局部直接蔓延，晚期可见淋巴道转移和血行转移。

滋养细胞疾病包括葡萄胎、侵蚀性葡萄胎、子宫绒毛膜癌和胎盘部位滋养细胞肿瘤，其共同特征为滋养层异常。患者血清和尿液中人绒毛膜促性腺激素（β-HCG）含量高于正常妊娠者，可作为临床诊断、随访观察和疗效评价的辅助指标。葡萄胎又称水泡状胎块，是由胎盘绒毛间质发生水泡变性和滋养细胞增生而形成的。2％～3％患者可恶变为子宫绒毛膜癌。子宫绒毛膜癌是主要来自胎盘绒毛滋养细胞的恶性肿瘤，可发生于葡萄胎、流产后或正常分娩后，以早期血行转移为特征。

卵巢肿瘤种类繁多，结构复杂，依照其组织发生主要分为三大类。①上皮性肿瘤：浆液性肿瘤、黏液性肿瘤、子宫内膜样肿瘤、透明细胞肿瘤。②生殖细胞肿瘤：畸胎瘤、无性细胞瘤、内胚窦瘤及子宫绒毛膜癌。③性索间质肿瘤：颗粒细胞瘤、卵泡膜细胞瘤、支持细胞-间质细胞瘤等。

乳腺增生症是常见的非肿瘤性病变。乳腺纤维腺瘤是最常见的良性肿瘤。而乳腺癌在妇女恶性肿瘤中占第一位，绝大多数发生于导管上皮，最常发生在乳腺的外上象限。乳腺癌分为非浸润癌和浸润癌。按照癌实质与间质的比例，癌组织少而间质多者称为硬癌，癌组织多而间质少者称为髓样癌；此外，还有粉刺癌、乳头状癌、黏液癌及小叶癌之分，可经淋巴道转移及血行转移。

前列腺疾病在临床上常见于老年男性，如前列腺增生症、慢性前列腺炎以及前列腺癌。前列腺癌是源自前列腺上皮的恶性肿瘤，多发于50岁以后，发病率随年龄增加逐步升高。游离或总的前列腺特异性抗原（PSA）水平明显升高，应高度怀疑为癌，亦对鉴别原发于前列腺的肿瘤和转移癌有帮助。必要时，可行前列腺组织穿刺，根据组织病理检查结果确诊。

切 片 标 本

1. 葡萄胎(hydatidiform mole)　刮宫后送检标本。

(1)低倍镜:胎盘绒毛肿大,绒毛间质高度水肿,并形成水泡(图 11-1)。

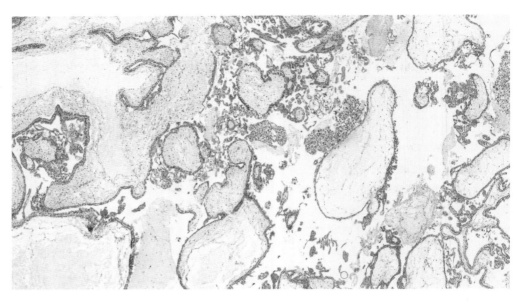

图 11-1　葡萄胎(低倍镜)

(2)高倍镜:①绒毛间质高度水肿,绒毛间质内血管减少或消失。②绒毛表面细胞滋养细胞和合体滋养细胞增生活跃,有的形成团块。合体滋养细胞胞质红染,核大、深染、不规则,细胞边界不清。细胞滋养细胞胞质淡染,可见空泡变性,核圆形或椭圆形,细胞呈镶嵌状排列,可见核分裂象(图 11-2)。

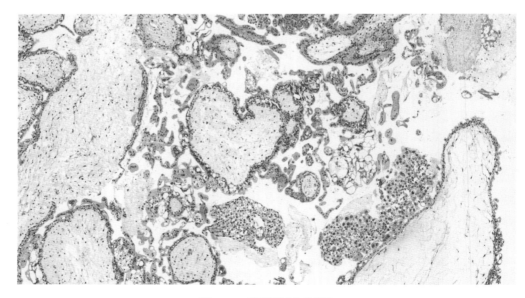

图 11-2　葡萄胎(高倍镜)

(3)诊断要点:①绒毛间质高度水肿;②滋养细胞增生;③绒毛间质内血管减少或消失。

2. 子宫绒毛膜癌(choriocarcinoma of uterus) 标本取自手术切除的子宫壁。

(1)低倍镜:癌组织由两种细胞组成,不见绒毛,无间质和血管,侵入子宫平滑肌层,伴有出血、坏死和炎症细胞浸润(图 11-3)。

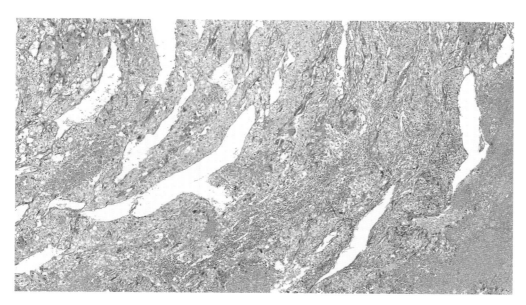

图 11-3 子宫绒毛膜癌(低倍镜)

(2)高倍镜:①一种癌细胞与细胞滋养细胞相似,细胞界限清楚,胞质丰富而淡染,核大而圆,核膜增厚,核空泡状;②另一种癌细胞与合体滋养细胞相似,体积大,形态不规则,胞质丰富、红染或呈嗜双色性,核长椭圆形,深染;③两种癌细胞多少不等,彼此紧密镶嵌,组成不规则的团块状或条索状(图 11-4)。

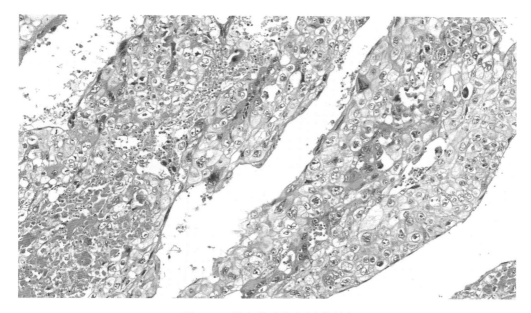

图 11-4 子宫绒毛膜癌(高倍镜)

(3)诊断要点:①成片增生及分化不良的滋养细胞侵入肌层和血管;②滋养细胞有明显的异型性,核分裂象多见;③癌组织无间质,无绒毛,常广泛出血。

3. 卵巢乳头状浆液性囊腺瘤(papillary serous cystadenoma of the ovary) 标本取自手术切除的卵巢肿瘤。

(1)低倍镜:肿瘤形成囊腔,囊壁内为乳头状增生,囊腔和乳头间质均由含血管的纤维结缔组织构成(图 11-5)。

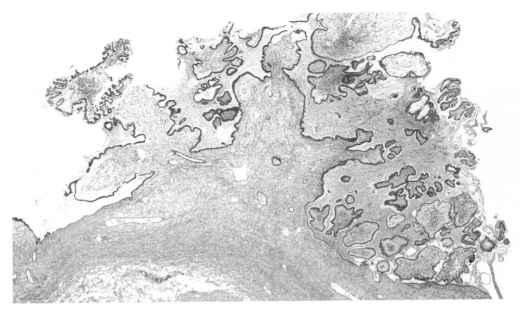

图 11-5 卵巢乳头状浆液性囊腺瘤(低倍镜)

(2)高倍镜:①乳头表面为单层柱状或立方上皮,核大多位于中央,染色质纤细,核仁缺如或不明显,无病理性核分裂象;②乳头间质血管充血及炎症细胞浸润(图 11-6)。

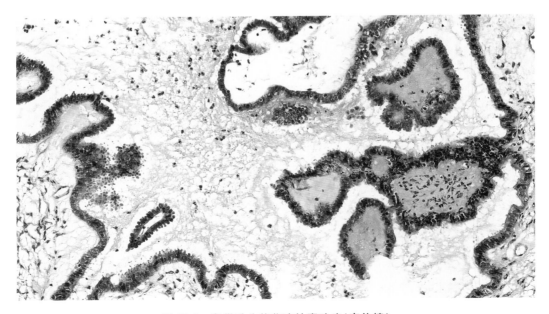

图 11-6 卵巢乳头状浆液性囊腺瘤(高倍镜)

(3)诊断要点:①囊壁内乳头状增生;②乳头表面为单层柱状或立方上皮,无病理性核分裂象。

4. 卵巢黏液性囊腺瘤(ovarian mucinous cystadenoma)

(1)镜下:①上皮为单层高柱状黏液上皮,胞质含清亮黏液;②核位于基底部,大小、形态比较一致,染色质纤细,无明显核仁,无核分裂象;③间质为纤维结缔组织(图11-7、图11-8)。

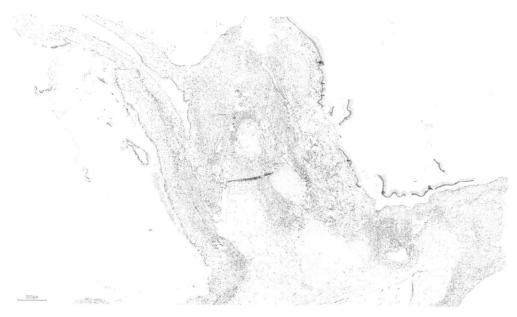

图11-7　卵巢黏液性囊腺瘤(低倍镜)

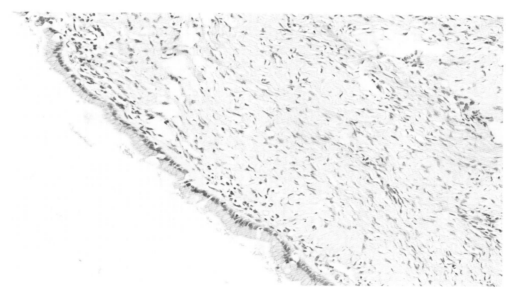

图11-8　卵巢黏液性囊腺瘤(高倍镜)

(2)诊断要点:①上皮为单层高柱状黏液上皮;②间质为纤维结缔组织;③无核分裂象。

5. 子宫颈原位癌累及腺体(cervical carcinoma in situ involved gland)

(1)低倍镜:①子宫颈上皮全层不典型增生与癌变,并累及腺体;②基底膜完整,间质无浸润(图11-9)。

(2)高倍镜:①增生上皮异型性明显,核质比失常,核大小不等,核分裂象增多,见病理性核分裂象;②细胞排列紊乱,极性消失(图11-10)。

(3)诊断要点:①子宫颈上皮全层癌变累及腺体;②基底膜完整。

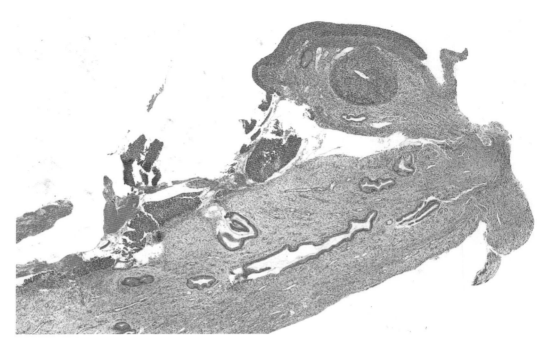

图 11-9　子宫颈原位癌累及腺体(低倍镜)

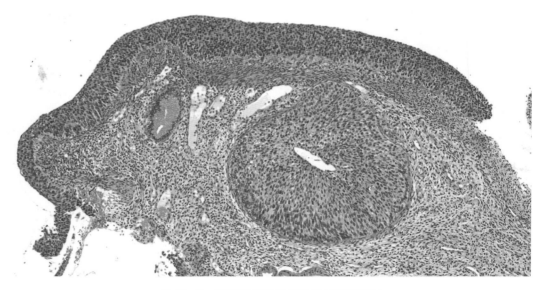

图 11-10　子宫颈原位癌累及腺体(高倍镜)

6. 子宫颈鳞状细胞癌(cervical squamous cell carcinoma)

(1)低倍镜:癌组织突破基底膜向深部浸润性生长,形成大小不等的癌巢,部分癌巢中心可以形成或者不形成红染角化物质(角化珠),几乎累及子宫颈壁全层(图 11-11)。

(2)高倍镜:①癌细胞异型性明显,核质比失调,核分裂象易见;②癌细胞间有时可见到细胞间桥;③间质伴多量炎症细胞浸润(图 11-12)。

(3)诊断要点:①癌细胞多边形,核大,浸润性生长;②癌细胞聚集成巢,可见细胞间桥。

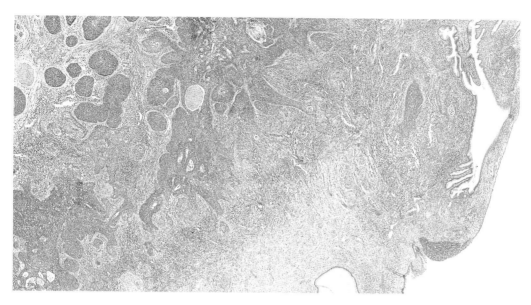

图 11-11　子宫颈鳞状细胞癌(非角化型,低倍镜)

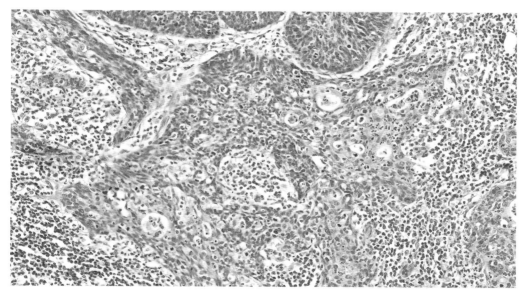

图 11-12　子宫颈鳞状细胞癌(非角化型,高倍镜)

7. 乳腺纤维腺瘤(breast fibroadenoma)

(1)低倍镜:肿瘤组织由增生的腺管和纤维结缔组织构成,并根据两种成分的多少和分布情况分为管内型、管周型和混合型。管内型者增生的腺体被大量纤维挤压,腺管变形成为弯曲、狭窄、有分支的裂隙;管周型者以腺体增生为主,增生的纤维围绕在腺管周围;混合型者由前两者混合而成(图 11-13)。

(2)高倍镜:增生的腺体上皮细胞呈立方形或柱状,外周为肌上皮细胞,使腺体细胞呈两层,细胞异型性小;增生的纤维组织可发生黏液样变、胶原化和玻璃样变性(图 11-14)。

(3)诊断要点:肿瘤组织由大量增生的腺管及纤维结缔组织构成,边界清楚。

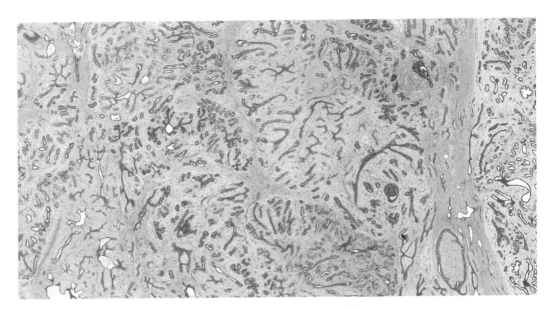

图 11-13 乳腺纤维腺瘤(低倍镜)

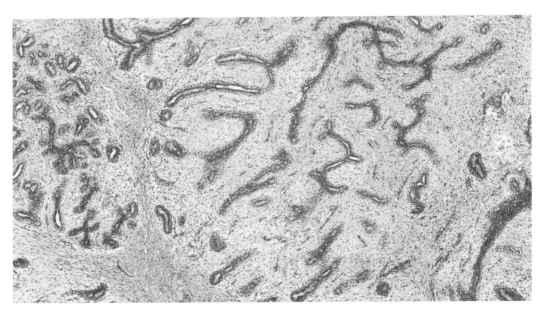

图 11-14 乳腺纤维腺瘤(高倍镜)

8. 乳腺浸润性导管癌(invasive ductal carcinoma of the breast)

(1)低倍镜:癌细胞呈实性团块状、腺管状或条索状,浸润于纤维间质和脂肪组织中,实质与间质分界清楚(图 11-15)。

(2)高倍镜:癌细胞呈多形性,核异型性明显,核分裂象和病理性核分裂象多见(图 11-16)。

(3)诊断要点:①癌细胞呈实性团块状、条索状或腺管状浸润性生长;②癌实质与间质量大致相等。

9. 前列腺增生

(1)低倍镜:前列腺腺体、平滑肌和纤维组织呈不同程度增生(图 11-17)。

Note

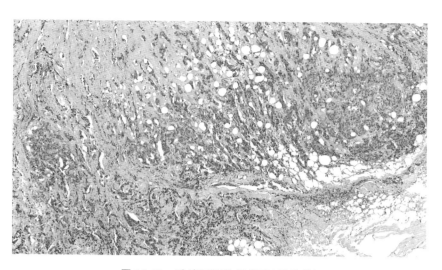

图 11-15 乳腺浸润性导管癌(低倍镜)

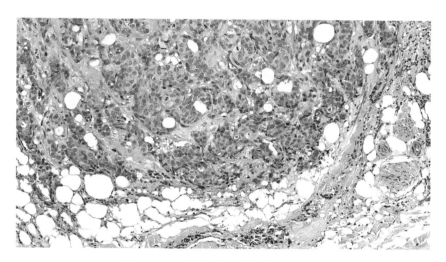

图 11-16 乳腺浸润性导管癌(高倍镜)

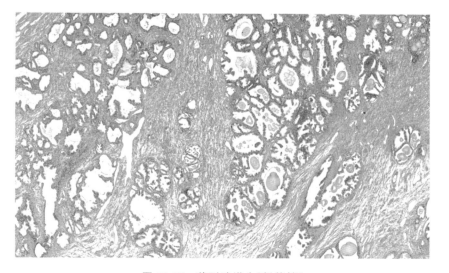

图 11-17 前列腺增生(低倍镜)

（2）高倍镜：①腺上皮增生活跃，呈乳头状突入腺腔或扩张成囊；②腺细胞分化好，呈高柱状，核位于基底部，排列整齐；③腺腔中可见红染同心圆状淀粉样小体；④间质中可有淋巴细胞浸润（图 11-18）。

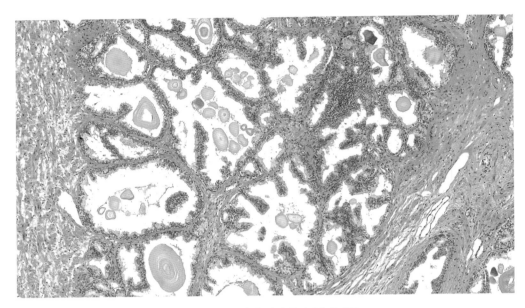

图 11-18　良性前列腺增生（高倍镜）

（3）诊断要点：①腺体、平滑肌和纤维结缔组织增生；②腺体滤泡数目增多，体积扩大，内含分泌物。

10. 前列腺癌（prostate carcinoma）

（1）低倍镜：①高分化腺癌：癌细胞排列成大小不等的腺样结构，颇似前列腺增生腺体。②中分化腺癌：全部或部分呈腺样结构，但腺体排列较紊乱。③低分化腺癌：癌细胞排列成实性团块状或条索状（图 11-19）。

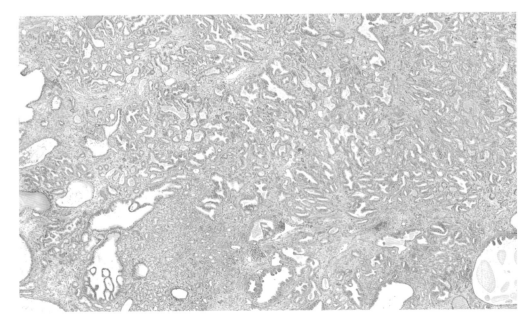

图 11-19　前列腺癌（低倍镜）

（2）高倍镜：①癌细胞体积小，呈多角形、立方形或柱状；②胞质中等量，粉红染或透明，或空泡状；③核深染，核仁明显，可见不同程度的核分裂象（图11-20）。

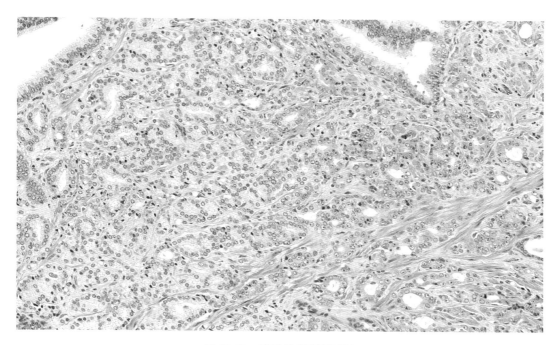

图 11-20　前列腺癌（高倍镜）

（3）诊断要点：①癌细胞呈腺泡状、团块状或条索状排列；②癌细胞核仁增大较为明显，大小不均，有不同程度的异型性，可见病理性核分裂象。

11. 睾丸精原细胞瘤（testicular seminoma）

（1）低倍镜：典型的形态为一致的肿瘤细胞被纤细的纤维分隔成片状、条索状或柱状，伴有淋巴细胞浸润，也可形成淋巴滤泡（图11-21）。

图 11-21　睾丸精原细胞瘤（低倍镜）

(2)高倍镜:肿瘤间质可见浆细胞和嗜酸性粒细胞。肿瘤细胞呈圆形或多角形,有明显的胞膜,胞质含有糖原或脂质呈透明状;有时深染胞质核内有明显的核仁,呈棒状,核分裂象数目不等(图 11-22)。

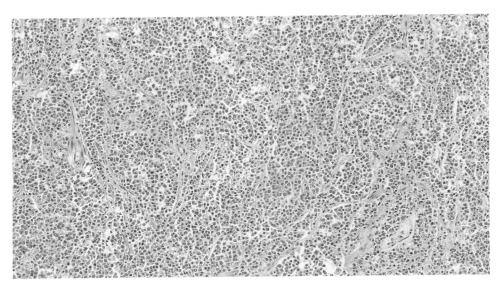

图 11-22 睾丸精原细胞瘤(高倍镜)

(3)诊断要点:肿瘤细胞大小较一致,核膜清楚、形态一致。

大 体 标 本

1. 子宫颈癌(cervical cancer)

(1)外生型:肿块呈结节状、乳头状或菜花状,突起于子宫颈表面,灰白色,质脆(图 11-23)。

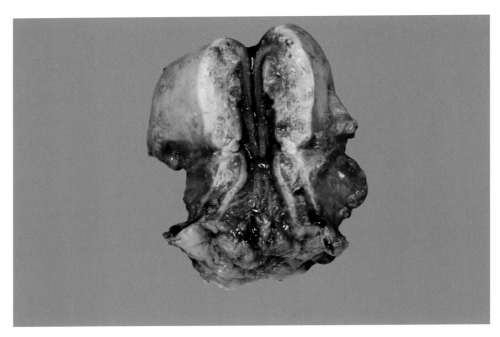

图 11-23 子宫颈癌(外生型)

（2）内生型：①肿瘤组织向子宫颈管浸润，子宫颈体积增大，部分增厚；②子宫颈外口和子宫体未见肿瘤浸润。

2. 子宫平滑肌瘤（leiomyoma of the uterus） ①在子宫肌层、黏膜下或浆膜下可见圆形或卵圆形结节；②肿瘤质硬，边界清楚；③切面隆起，呈灰白色或淡粉红色，肌纤维束纵横交错，排列紊乱（图11-24）。

3. 葡萄胎 子宫腔扩张，其中充满大小不等的透明水泡，水泡直径0.1～1cm，壁薄，水泡间有纤细的纤维条索相连，状似葡萄（图11-25）。

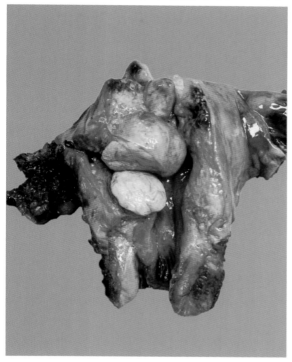

图 11-24 子宫平滑肌瘤

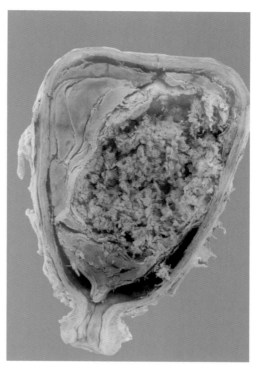

图 11-25 葡萄胎

4. 侵蚀性葡萄胎（invasive mole） 子宫腔内水泡状绒毛侵入子宫肌层，伴出血和坏死（图11-26）。

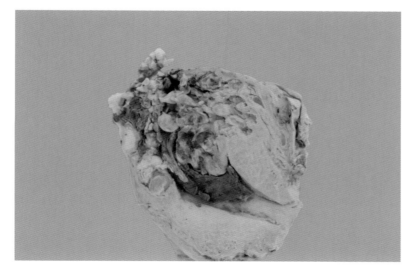

图 11-26 侵蚀性葡萄胎

5. 子宫绒毛膜癌 ①子宫体积不规则增大,表面可见紫蓝色结节;②切面见血样肿块充塞子宫腔;③血块中可见掺杂有灰白色、灰黄色癌组织(图 11-27)。

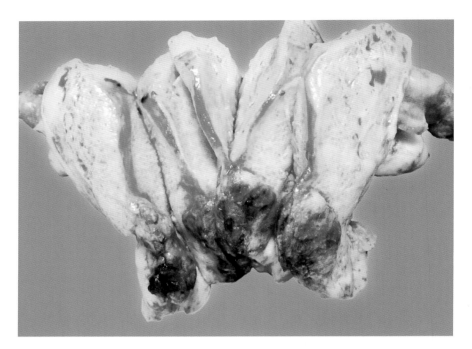

图 11-27 子宫绒毛膜癌

6. 子宫内膜癌(endometrial carcinoma) 子宫体积增大(与子宫原体积相比)。子宫内膜局部或弥漫性增厚,粗糙不平,呈颗粒状、息肉状生长。肿瘤表面常伴有灶性出血、坏死,肌层切面中亦可见肿瘤组织浸润(图 11-28)。

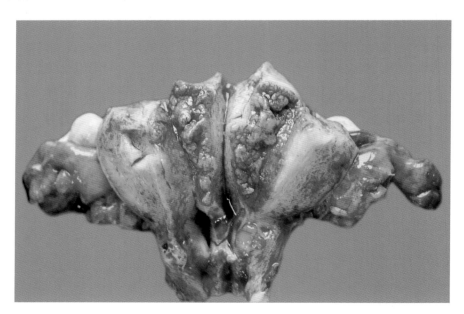

图 11-28 子宫内膜癌

7. 乳腺纤维腺瘤 肿瘤呈结节状,可见完整包膜,切面灰白色,有纤维条索形态,质韧(图 11-29)。

Note

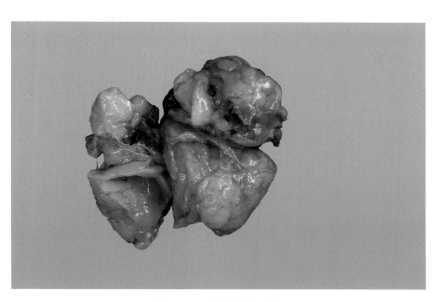

图 11-29 乳腺纤维腺瘤

8. 乳腺癌(breast carcinoma)

(1)硬癌:表面皮肤呈橘皮样,乳头凹陷。乳房肿块切面呈灰白色,与皮肤粘连并浸润周围组织,并可累及腋窝淋巴结(图 11-30)。

(2)髓样癌:肿块较大,球形,分界清楚,质软。切面呈灰白色,中心常伴出血、坏死或液化(图 11-31)。

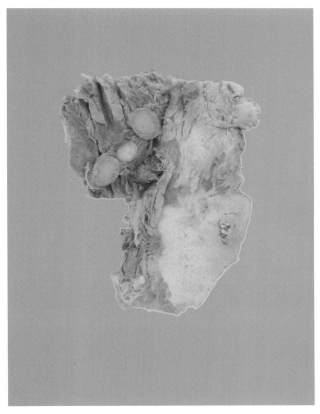

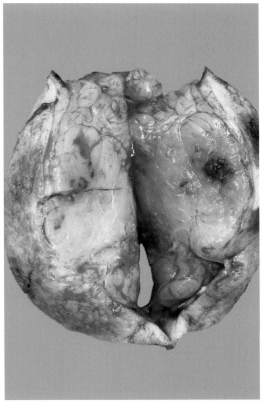

图 11-30 乳腺硬癌伴淋巴道转移 图 11-31 乳腺髓样癌

9. 畸胎瘤(teratoma) 多发于卵巢,其次为睾丸。也可发生于纵隔、骶尾部、腹膜后等中线部位,可分为成熟型囊性畸胎瘤和未成熟型畸胎瘤。成熟型囊性畸胎瘤呈圆形或椭圆形,实性或囊实性,包膜完整,表面光滑,切面可见毛发、牙齿、油脂或含骨组织及黏液、浆液等。囊壁偏厚区部分为多种组织成分生长部位,称头结区(图 11-32)。未成熟型畸胎瘤含有很多未成熟的胚胎成分,多为实性病变(图 11-33)。

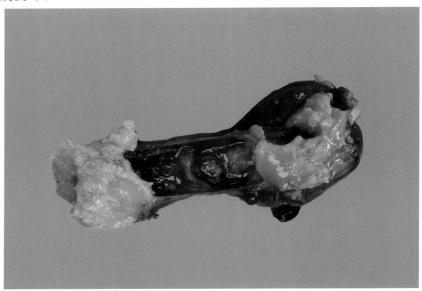

图 11-32 成熟型囊性畸胎瘤

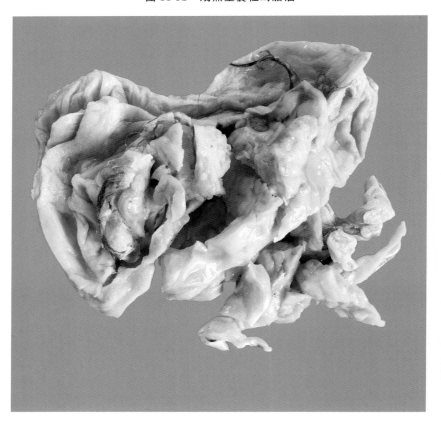

图 11-33 未成熟型畸胎瘤

10. 卵巢黏液性囊腺瘤(ovarian mucinous cystadenoma) 卵巢黏液性囊腺瘤较大,最大者重量可超过 50 kg,包膜完整,外壁光滑,切面可以是单房或多房,囊内壁多光滑(图 11-34)。如果伴有大片实性区域,可能是卵巢交界性黏液性囊腺瘤(图 11-35)。

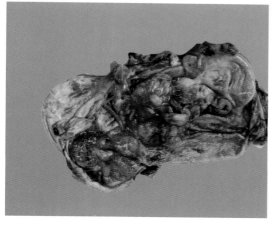

图 11-34 卵巢黏液性囊腺瘤

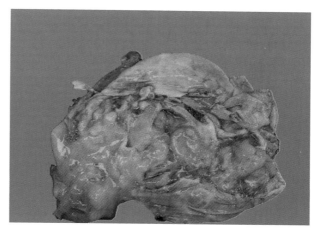

图 11-35 卵巢交界性黏液性囊腺瘤

11. 阴茎癌(penile carcinoma) 肿瘤位于阴茎头部,破坏阴茎冠状沟部、阴茎头部的正常结构,肿瘤灰白色,呈高低不平的菜花状(图 11-36)。切面见肿瘤组织灰白色,既向外呈菜花状生长,也向阴茎海绵体浸润破坏,且与正常组织边界不清。

12. 睾丸精原细胞瘤 肿瘤呈球形或分叶状结节,表面光滑,质硬韧,与周围不粘连。切面呈实性,质地均匀,灰白色或淡黄色,常有出血、坏死(图 11-37)。

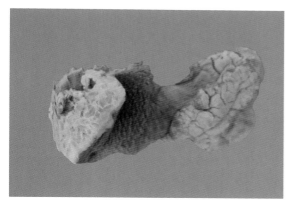

图 11-36 阴茎癌

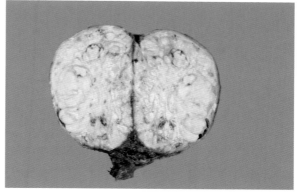

图 11-37 睾丸精原细胞瘤

▶▶ 思考题

1. 子宫颈癌有哪些病理类型？如何蔓延和转移？会引起哪些后果？

（回答要点：鳞状细胞癌、腺癌和腺鳞癌；直接蔓延、淋巴道转移和血行转移）

2. 试从病理学角度比较葡萄胎、侵蚀性葡萄胎及子宫绒毛膜癌的异同点。

（回答要点：是否有绒毛，是否呈浸润性生长，滋养细胞是否有异型性）

3. 乳腺癌有哪些大体改变？常见的组织学类型有哪些？如何蔓延和转移？

（回答要点：乳房肿块，乳头溢液，乳房外形改变。非浸润癌：小叶原位癌和导管内癌。浸润癌：浸润性小叶癌、浸润性导管癌、单纯癌、髓样癌、硬癌等。直接蔓延、淋巴道转移和血行转移）

病例讨论

病例 1

【病史摘要】

患者,女,60 岁,1 年前有不规则阴道出血及大量恶臭白带。半年前开始腹痛,有脓血便,量不多,每日 3～4 次,同时有里急后重感,无发热,食欲尚可。3 个月前左下肢肿胀并伴有腰骶部疼痛,小便正常,无咳嗽咳痰。30 年前曾有结核病史。查体:BP 20/12 kPa(150/90 mmHg),轻度贫血貌,形体消瘦,心肺无异常,腹稍胀,下腹部有压痛,左侧腹股沟有一不规则肿块,固定而不易推动,下腹壁及左下肢水肿。肛门指诊:直肠前壁可触及一稍硬而不规则的肿块,有压痛,指套带血。妇科检查:外阴水肿,阴道不规则狭窄,子宫颈外口有一菜花状肿物突入阴道,并浸润阴道壁。活检病理报告为鳞状细胞癌。

化验检查:①血常规:Hb 85 g/ L ,WBC 5.6×10⁹/L,N 0.69,L 0.31。②大便常规:脓血便,红细胞(＋＋＋),脓细胞(＋＋),白细胞(＋＋＋)。

讨论:

1. 该患者应诊断为何病?

(回答要点:子宫颈鳞状细胞癌(外生型))

2. 脓血便的原因是什么?

(回答要点:鳞状细胞癌侵犯毗邻器官直肠,可能有直肠阴道瘘形成,伴化脓性细菌感染)

3. 下肢水肿的发生机制是什么?

(回答要点:鳞状细胞癌巨大肿块压迫髂内静脉、髂总静脉等,引起下肢静脉回流受阻,导致下肢水肿)

病例 2

【病史摘要】

患者,女,21 岁。1 年前人工流产 1 次,近半个月来阴道不规则出血,在当地中医门诊以月经不调治疗,近 1 个月余时常有咳嗽、咯血、胸痛、头痛、抽搐等症状,伴全身乏力,食欲减退。前往医院求治,入院后准备完善相关检查。一天早晨起床后患者突感头痛,随即倒地,昏迷,瞳孔散大,呼吸、心跳停止,宣布死亡。

【尸检摘要】

患者消瘦贫血状,腹腔内有血性液体约 500 mL,双侧胸腔中也有血性液体约 150 mL。

心脏:重 320 g,外膜光滑,未见增厚、粘连。脾脏:重 160 g。肝脏:重 3200 g,表面有数个直径 1～2.5 cm 的出血性结节,结节中心出血、坏死,中心凹陷,形成癌脐,切面可见数个出血性结节,有融合。肺:表面有直径 1 cm 的结节,伴出血、坏死。左右两侧肾各 120 g,未见病变。脑表面有多个出血性病灶,直径 1.5 cm,脑组织水肿。子宫后壁见直径 3 cm 的出血性结节,质脆而软,浸润子宫肌层并穿破肌壁达浆膜,在子宫或盆腔也有不规则的出血性肿块,两侧卵巢上可见黄体囊肿。

讨论:

做出病理诊断并解释临床表现。

(回答要点:死者生前有妊娠史,结合死者临床特点及尸体解剖结果综合考虑子宫绒毛膜癌可能)

新辅助生殖技术对女性生殖系统恶性肿瘤患者的帮助

目前,女性社会分工加重,伴随女性首次生育年龄的推迟及生育力保护理念的推广,女性生殖系统恶性肿瘤患者对生育力保护的要求变得更为普遍和复杂。根据最近的国际癌症统计报告,45 岁以下新诊断的子宫颈癌、子宫内膜癌、卵巢癌的百分比分别高达 36.5%、6.5%、12%。妇科恶性肿瘤标准化治疗方案常涉及生殖器官的切除、生殖系统局部甚至全身的放化疗,上述治疗方式均可能损害女性生育力。现代妇科肿瘤医生不仅需要治疗肿瘤,还需要及时评估并制订生育力保护方案,在不影响恶性肿瘤治疗效果的前提下,有效保护育龄恶性肿瘤患者的生育力。

对于妊娠时期妇科恶性肿瘤的治疗,除通过手术保留生育器官和进行药物治疗外,生育力保护技术(主要涉及卵母细胞、胚胎或卵巢组织冷冻等辅助生殖技术)也起到了重要作用。目前常采用冷冻胚胎的方式保留恶性肿瘤患者的生育力。当前最成熟的方式是通过控制性超促排卵促进患者排卵并冷冻卵子和(或)胚胎。该过程常需在恶性肿瘤治疗开始前至少两周内进行。当采用随机开始的卵巢控制性超促排卵方案时,可忽略月经周期对患者的影响,即刻接受促性腺激素治疗。

卵母细胞冷冻保存与胚胎冷冻技术一样,均为一线生育力保护方案,主要用于尚无配偶的未婚女性的生育力保护。对于无法进行控制性超促排卵的女性,可考虑直接从卵巢内获得未成熟卵母细胞,并在体外培养为成熟卵母细胞。获取未成熟卵母细胞的方式有不经促排卵治疗,直接穿刺获得卵巢窦卵泡,经轻度短暂卵巢刺激,采用或不采用人绒毛膜促性腺激素"扳机",直接穿刺取卵,并将获取的不成熟卵母细胞在体外培养成熟,利用手术等方式结合卵巢组织冻存技术获取未成熟卵母细胞。

随着未成熟卵母细胞体外培养体系的发展,未成熟卵母细胞体外成熟技术可能成为女性生育力体外储备的常用方法之一。现有研究显示,在对肿瘤进行充分治疗和评估后,使用辅助生殖技术促进早期子宫颈癌、子宫内膜癌和卵巢癌患者妊娠是安全可行的。辅助生殖过程中促排卵处理似乎与肿瘤复发风险增加无关,且妊娠本身也不会导致更差的肿瘤学结果。

新辅助生殖技术将影响肿瘤患者的生殖预后,为此类患者生育力保护提供更多的选择。在未来恶性肿瘤患者生育力保护的研究中,新辅助生殖技术研究应加强个体化治疗策略的探索,考虑基因组学、肿瘤分子特征和患者生殖健康状况等因素,以制订更精确的个体化治疗计划,在保证肿瘤治疗安全性的同时最大限度地保留生育力。研发新型辅助生殖技术,如人工子宫、卵巢组织移植、再生技术等可能为患者提供更多的生育选择。对于完成生育的患者,应开展生育后随访与管理,在妊娠和分娩后持续监测患者的肿瘤状况,研究如何更好地协调生育健康和肿瘤健康的管理,以确保患者在生育后能够获得适当的护理和支持。

参 考 文 献

[1] 卞修武,李一雷.病理学[M].10 版.北京:人民卫生出版社,2024.

[2] 王连唐.病理学[M].4 版.北京:高等教育出版社,2023.

[3] Kumar V,Abbas A K,Aster J C. Robbins basic pathology[M]. 10th ed. Amsterdam: Elsevier,2018.

（王　霞）

第十二章 内分泌系统疾病

知 识 目 标

掌握：弥漫性非毒性甲状腺肿和弥漫性毒性甲状腺肿的基本病理变化。甲状腺乳头状癌的类型及病理变化。糖尿病的类型、病因及病理变化。

熟悉：甲状腺功能减退、甲状腺腺瘤的基本病理变化。

了解：不同甲状腺炎的病因及病理变化。

内分泌系统疾病是指因内分泌腺或器官的异常结构或功能引发的疾病。这些异常可由外周内分泌腺体自身功能紊乱（原发性疾病）、垂体刺激不足（继发性疾病）或垂体过度刺激（亦为继发性疾病）导致。一些常见的内分泌系统疾病包括甲状腺疾病（甲状腺功能亢进、甲状腺功能减退、甲状腺腺瘤和甲状腺癌等）、糖尿病（胰岛素分泌不足或胰岛素作用障碍所诱发的代谢性疾病）、垂体疾病（垂体腺瘤、垂体功能亢进或减退等）、肾上腺疾病（包括肾上腺皮质功能亢进或减退、肾上腺肿瘤等）、性腺疾病（性腺功能减退、多囊卵巢综合征等）。

在病理学领域，内分泌系统疾病通常涉及激素分泌、靶器官反应和代谢过程的异常。这些异常可能引发一系列病理生理变化，如代谢紊乱、内分泌失调以及器官功能障碍等。为探究内分泌系统疾病的发病机制与病理变化，病理医生常采用组织病理检查、细胞学检查以及分子生物学技术等方法。此外，通过分析患者的组织标本以及实验室检查结果，病理医生能够确定疾病的类型、严重程度以及预后，从而为临床医生提供诊断和制订治疗方案的重要依据。

总之，病理学在内分泌系统疾病的发病机制、病理变化和诊断、评估中扮演着重要角色，为临床医生提供了宝贵的疾病信息和治疗建议。

切 片 标 本

1. 单纯性甲状腺肿（simple goiter） 亦称弥漫性非毒性甲状腺肿（diffuse nontoxic goiter），标本取自临床送检病例。

（1）低倍镜：滤泡较大，可见胶状物质贮积（图 12-1）或呈结节状（图 12-2）。

（2）高倍镜：增生期时，滤泡上皮呈现不同程度的增生，形状为立方状或柱状，滤泡腔内胶质不多；胶质贮积期时，甲状腺滤泡呈现不同程度扩张，腔内充满浓稠的均匀红染的胶状物质，滤泡上皮受压变成立方状或扁平状（图 12-3）；结节期时，可见病变中部分滤泡增生形成大小不等的结节，滤泡明显扩大，腔内充满红色胶状物质，腺泡上皮受压呈扁平状，部分上皮增生，形成乳头状增生，部分滤泡萎缩。间质纤维组织增生形成间隔，呈大小不等的结节状病灶（图12-4）。

2. 弥漫性毒性甲状腺肿（diffuse toxic goiter） 标本取自临床送检病例。

（1）低倍镜：甲状腺滤泡呈现弥漫性增生，滤泡间质血管充血，伴有大量淋巴细胞浸润，甚至形成淋巴滤泡（图 12-5）。

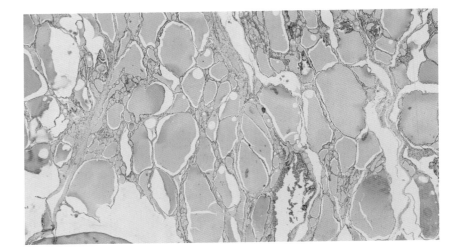

图 12-1　胶质贮积期(低倍镜)

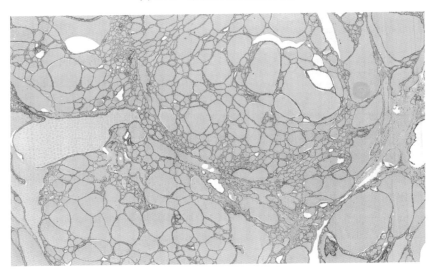

图 12-2　结节期(低倍镜)

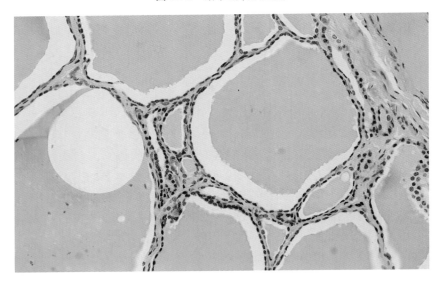

图 12-3　胶质贮积期(高倍镜)

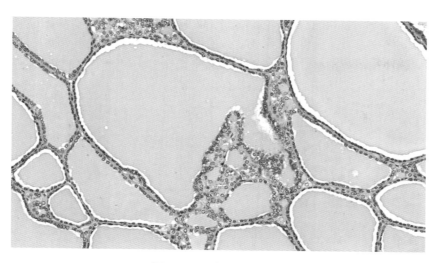

图 12-4 结节期(高倍镜)

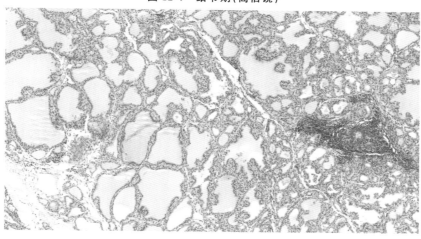

图 12-5 弥漫性毒性甲状腺肿(低倍镜)

（2）高倍镜：甲状腺滤泡大小不等，滤泡上皮呈高柱状增生，核位于基底部，并见增生形成乳头突向滤泡腔内，腔内仅有少量染色极浅的稀薄胶质，且上皮与胶质之间有排列成行的锯齿状吸收空泡(图 12-6)。

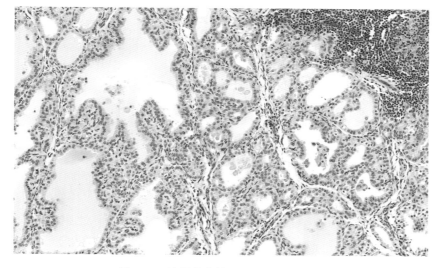

图 12-6 弥漫性毒性甲状腺肿(高倍镜)

3. 甲状腺乳头状癌（papillary carcinoma of the thyroid ）　　标本取自临床送检病例。

（1）低倍镜：癌组织呈乳头状排列，部分呈分支状，乳头中心有纤维血管间质。纤维结缔组织内亦可见细条索状浸润的癌细胞（图 12-7）。

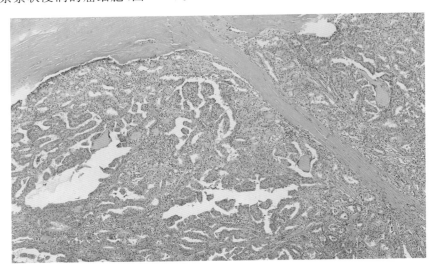

图 12-7　甲状腺乳头状癌（低倍镜）

（2）高倍镜：癌组织的乳头状结构有单层，也有多层，分支较多，常达到 2 级以上。癌细胞核透明或呈毛玻璃状，有时可见核仁，部分可见核沟和或核内假包涵体（图 12-8）。乳头间质有时可见同心圆状的钙化小体（即砂粒体），有助于诊断。

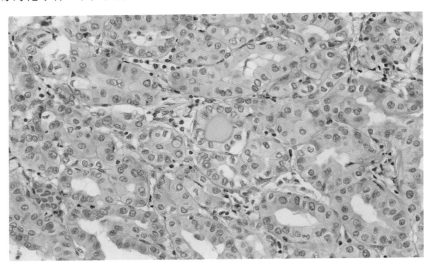

图 12-8　甲状腺乳头状癌（高倍镜）

大 体 标 本

1. 弥漫性非毒性甲状腺肿　　手术切除的标本。

甲状腺呈弥漫性肿大，质地较为坚实。胶性甲状腺肿呈现出对称性肿大，表面光滑，切面呈淡褐色或棕褐色，呈半透明胶冻状（图 12-9）。结节性甲状腺肿则表现为外形不规则，呈多结节状，切面红白相间，并可见出血、坏死、囊性变现象，无包膜形成（图 12-10）。

Note

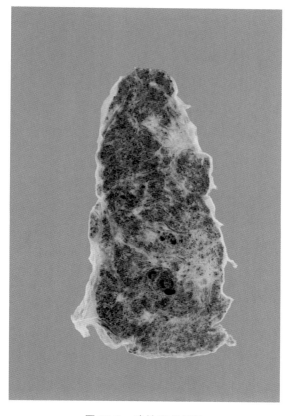

图 12-9 胶性甲状腺肿

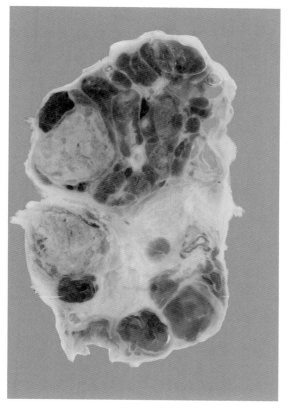

图 12-10 结节性甲状腺肿

2. 弥漫性毒性甲状腺肿 手术切除的标本。

甲状腺呈弥漫性对称性增大，其体积为正常甲状腺的 2～4 倍，表面光滑，血管充血，质地较为柔软。切面呈分叶状，颜色为灰红色或棕红色，类似于肌肉组织（图 12-11）。

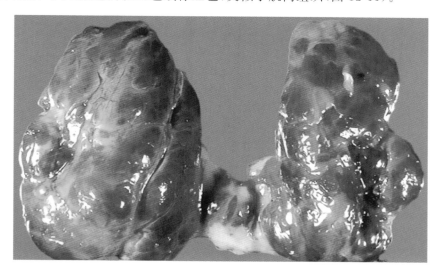

图 12-11 弥漫性毒性甲状腺肿

3. 甲状腺腺瘤（thyroid adenoma） 手术切除的标本。

甲状腺呈不对称性增大，肿瘤通常为单发，圆形或类圆形，具有完整的包膜，直径 1～5 cm，切面为实性或囊性，颜色为暗红色或棕红色（图 12-12）。

Note

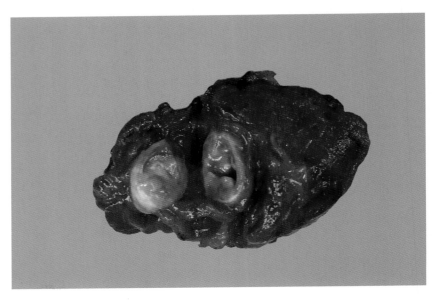

图 12-12　甲状腺腺瘤

4. 甲状腺乳头状癌　手术切除的标本。

甲状腺呈不对称性增大,肿瘤通常呈圆形,直径 0.5~3 cm,较大者可达 6 cm 以上。肿瘤切面灰白色,质地较硬,与周围组织边界清楚,但无完整包膜,肿瘤组织呈明显的放射状向周围组织浸润(图 12-13)。

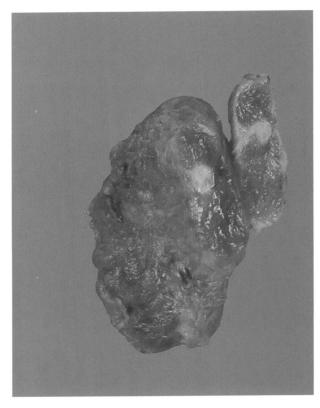

图 12-13　甲状腺乳头状癌

▶▶ 思考题

一、名词解释

1. 弥漫性非毒性甲状腺肿

（回答要点：特征是甲状腺弥漫性肿大，但无毒性症状）

2. 弥漫性毒性甲状腺肿

（回答要点：也称为 Graves 病，是一种自身免疫性疾病，有毒性症状）

3. 甲状腺功能亢进（hyperthyroidism）

（回答要点：又称为甲状腺毒症）

4. 克汀病（cretinism）

（回答要点：甲状腺功能减退引起的疾病，先天性甲状腺功能减退或者由婴儿期早期发生的严重甲状腺功能减退所引起）

5. 甲状腺髓样癌（medullary carcinoma of the thyroid）

（回答要点：恶性肿瘤，甲状腺滤泡旁细胞（C 细胞）发生突变，降钙素（CT）升高）

6. 黏液水肿（myxedema）

（回答要点：一种严重的甲状腺功能减退，通常是由甲状腺激素分泌不足或缺乏引起的）

7. 慢性淋巴性甲状腺炎

（回答要点：又称桥本甲状腺炎，是一种以自身甲状腺组织为抗原的慢性自身免疫性疾病，甲状腺肿大、质地坚硬，并伴有甲状腺功能减退的症状）

8. 甲状腺腺瘤

（回答要点：良性肿瘤，圆形或类圆形的外观，大小不等，表面光滑，质地柔软，边界清晰。甲状腺腺瘤的生长速度通常较慢）

二、问答题

1. 结节性甲状腺肿与甲状腺腺瘤该如何鉴别？

（回答要点：结节性甲状腺肿通常是指甲状腺中出现一个或多个结节，而甲状腺腺瘤是一种良性肿瘤，通常是单个的结节。鉴别的方法：超声检查、甲状腺扫描、细针穿刺活检等）

2. 比较弥漫性非毒性甲状腺肿与弥漫性毒性甲状腺肿有何不同。

（回答要点：两者的主要不同在于是否伴有甲状腺功能亢进）

3. 简述弥漫性毒性甲状腺肿的病因及主要病变特点。

（回答要点：主要病变特点包括甲状腺弥漫性肿大、血管充血、淋巴细胞浸润、甲状腺滤泡上皮细胞增生和分化不良以及甲状腺滤泡内胶质样变等）

4. 简述甲状腺乳头状癌的病理组织学特点及其预后特点。

（回答要点：甲状腺乳头状癌的病理组织学特点包括乳头状结构、核分裂象、核浸润、核排列的特点。预后方面，甲状腺乳头状癌通常预后较好，5 年生存率较高）

病例讨论

患者，女，36 岁，因烦躁不安、畏热、消瘦近 3 个月入院。

现病史：患者约于 3 个月前，因工作压力，性急易躁，屡因小事与他人争吵，有时难以自控。虽然着衣不多，仍然感觉燥热多汗。在当地镇医院就诊，医生给予安神药物，没有明显的疗效。发病以来，饭量增加，体重却相对下降。睡眠不好，常需服用安眠药。每日大便增多，小便无改变，近 3 个月来月经较前量少。

既往史：既往体健，无结核或肝炎等传染病史，无精神病或高血压家族史。

体格检查：体温 37.3 ℃，脉搏 94 次/分，呼吸 21 次/分，血压 135/70 mmHg。发育正常，营

Note

养尚可,神情稍激动,眼球略有突出,眼裂增宽,瞬目次数减少。触及两叶甲状腺中度肿大,质感均匀、较软,未扪及结节,无震颤和杂音,未触及浅表淋巴结肿大,心肺无异常,腹平软,肝脾未及。

实验室检查:FT_3(游离三碘甲状腺原氨酸)42 pmol/L,FT_4(游离四碘甲状腺原氨酸)18 pmol/L,TRH(促甲状腺素释放激素)兴奋试验无反应。

诊疗经过:患者经碘治疗后,行甲状腺次全切除术,手术切除组织表面光滑,质较软,切面灰红色,质实如肌肉,部分区域棕红色,胶质样。

讨论:

1. 请做出病理诊断,并说明诊断依据。

(回答要点:弥漫性毒性甲状腺肿)

2. 需要与甲状腺的哪些疾病进行鉴别?

(回答要点:甲状腺功能减退、甲状腺结节)

3. 解释患者主要临床表现的发生机制。

(回答要点:与甲状腺毒症相关)

知识拓展

采用中国传统哲学解释现代内分泌学

内分泌病研究中最为经典的是三轴学说。三轴指下丘脑-垂体-肾上腺轴、下丘脑-垂体-性腺轴、下丘脑-垂体-甲状腺轴。它们之间的正反馈、负反馈机制可借助《易经》中的阴阳学说来理解。阴阳学说可以系统解释内分泌疾病的变化及趋势。如甲状腺功能亢进因甲状腺激素过度分泌所致,机体处于"亢"的状态,亦可理解为"过阳"的状态,需要采用"抑"的方式治疗,使"过阳"向"阴"转化,由此采用药物抑制甲状腺激素分泌,使用^{131}I破坏甲状腺,或者手术切除甲状腺组织,减少甲状腺激素分泌。而甲状腺功能减退则因多种因素致甲状腺激素分泌不足("阴"的状态),需要补充甲状腺激素,使其向"阳"转化。

参 考 文 献

[1] 卞修武,李一雷.病理学[M].10版.北京:人民卫生出版社,2024.
[2] 王连唐.病理学[M].4版.北京:高等教育出版社,2023.

(廖文莉)

第十三章 神经系统疾病

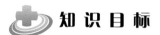 知识目标

掌握：流行性脑脊髓膜炎和流行性乙型脑炎病理变化以及临床病理联系。

熟悉：中枢神经系统肿瘤的类型和病理变化。神经系统变性疾病如阿尔茨海默病、帕金森病的病理变化。

了解：其他感染性脑炎如海绵状脑病、狂犬病的病理变化。

一、神经元的基本病变

1. 神经元急性坏死　神经元固缩坏死→红色神经元→鬼影细胞。

2. 单纯性神经元萎缩　神经元呈慢性渐进性变性和死亡，神经元胞体及胞核固缩、消失，无明显的尼氏体溶解，一般不伴有炎症反应。

3. 中央尼氏体溶解　病变表现为神经元肿胀、变圆、核偏位，胞质中央的尼氏体崩解，进而溶解消失，或仅在细胞周边有少量残余，胞质着色浅而呈苍白均质状。

4. 包涵体形成　①脂褐素包涵体：多见于老年人，因溶酶体溶解后，脂褐素出现在神经元胞质中，可占据绝大部分神经元。②病毒性包涵体：常见于神经元胞质、胞核或同时出现。Negri 小体是狂犬病病毒在神经元胞质内沉积形成的，具有临床诊断价值。巨细胞病毒包涵体可以同时出现在胞质和胞核内，但诊断价值不大。

5. 细胞结构蛋白的异常　神经元胞质内细胞骨架蛋白的异常改变，引起包涵体样聚集。阿尔兹海默病可见神经原纤维缠结，帕金森病可见路易体，海绵状脑病可见异常朊蛋白累积。

二、神经纤维的基本病变

1. 脱髓鞘　神经纤维受到损伤后，其髓鞘发生肿胀、断裂、崩解进而完全脱失的过程。

2. 沃勒变性　神经纤维离断时，轴索及其髓鞘发生的轴索变性、髓鞘脱失和细胞反应的过程。

三、神经胶质细胞的基本病变

1. 星形胶质细胞的基本病变　包括肿胀、反应性胶质化、淀粉样小体和 Rosenthal 纤维等病变。

2. 少突胶质细胞的基本病变　包括神经元卫星现象，即一个神经元周围有不少于五个少突胶质细胞围绕的现象。

3. 小胶质细胞的基本病变　包括噬神经细胞现象、小胶质细胞结节形成和格子细胞。

四、流行性脑脊髓膜炎

流行性脑脊髓膜炎（epidemic cerebrospinal meningitis）简称流脑，是由脑膜炎球菌引起的脑

脊髓膜的化脓性炎症。流脑多发生于冬春季,通过带菌者的飞沫经呼吸道传播,有典型的临床表现,暴发型患者在脑炎病变未发生之前便可死亡。

五、流行性乙型脑炎

流行性乙型脑炎(epidemic encephalitis type B)简称乙脑,是由乙型脑炎病毒引起的以实质细胞变质为主的炎症(有神经元变质、胶质细胞增生和血管的改变)。乙脑多发生于夏秋季,蚊虫是传播媒介。成人多因隐性感染而获得免疫力,儿童好发。重症者可因颅内压增高引起脑疝压迫延髓呼吸中枢而死亡。

六、神经系统变性疾病

神经系统变性疾病是指一组原因不明的以神经元原发性变性为主的中枢神经系统疾病。病变特点在于选择性地累及1～2个功能系统的神经元而引起受累部位特定的临床表现,如累及大脑皮质神经元的病变主要表现为阿尔茨海默病;累及基底核锥体外系则引起运动障碍,临床上常表现为帕金森病;累及小脑可导致共济失调,临床上常表现为亨廷顿病。本组疾病的共同病理特点为受累部位神经元萎缩、坏死和星形胶质细胞增生。

七、神经系统肿瘤

1. 中枢神经系统肿瘤 包括成人型弥漫性胶质瘤和儿童型弥漫性低级别或高级别胶质瘤等,还包括少突胶质细胞瘤、室管膜瘤、髓母细胞瘤和脑膜瘤等。其中星形细胞瘤,是成人最常见的颅内肿瘤。

2. 周围神经系统肿瘤 包括神经鞘瘤和神经纤维瘤。

3. 转移性肿瘤 肺癌是中枢神经系统最常见的转移性肿瘤,其次是乳腺癌、恶性黑色素瘤和胃癌等。最常见的转移部位是大脑和硬脑膜。

切 片 标 本

1. 流行性脑脊髓膜炎

(1)低倍镜:脑蛛网膜下腔间隙增大,充满大量的脓性渗出物,蛛网膜血管高度扩张、充血,脑实质炎症反应不明显(图 13-1)。

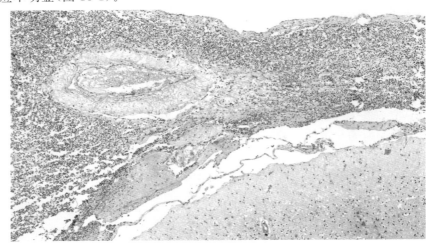

图 13-1　流行性脑脊髓膜炎(低倍镜)

（2）高倍镜：蛛网膜脓性渗出物中含有大量中性粒细胞和脓细胞，少量巨噬细胞、纤维素等，软脑膜也有少量炎症细胞浸润。邻近脑实质正常，可见轻度水肿（图 13-2）。

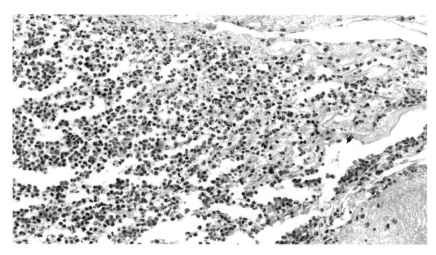

图 13-2　流行性脑脊髓膜炎（高倍镜）

（3）诊断要点：蛛网膜下腔脓性渗出物；脑实质基本正常。

2. 流行性乙型脑炎

（1）低倍镜：见大脑的灰质和白质，在灰、白质交界处有多个染色浅淡的筛网状圆形病灶，即神经组织液化坏死后形成的软化灶（图 13-3）。

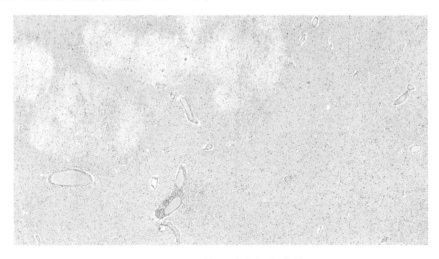

图 13-3　流行性乙型脑炎（低倍镜）

（2）高倍镜：①脑实质血管变化和炎症反应：血管高度扩张、充血，血管周围间隙增宽，脑组织水肿，淋巴细胞、单核细胞围绕血管周围呈袖套状浸润。②神经元变性、坏死：神经元变性、肿胀，尼氏体溶解，胞质内空泡形成，核偏位，可见神经元卫星现象、噬神经细胞现象。③软化灶形成：灶性神经组织变性、坏死、液化形成镂空筛网状软化灶，呈圆形，边界清楚，散在分布。④小胶质细胞增生：小胶质细胞增生明显，形成小胶质细胞结节，多位于小血管旁或坏死的神经元附近（图 13-4）。

（3）诊断要点：①血管周围袖套现象；②神经元变性、坏死，形成软化灶；③胶质结节。

3. 高级别脑胶质瘤（high-grade glioma）

镜下观：①肿瘤细胞大量增生，呈浸润性生长，主要呈短梭形，排列密集伴明显异型性，部分

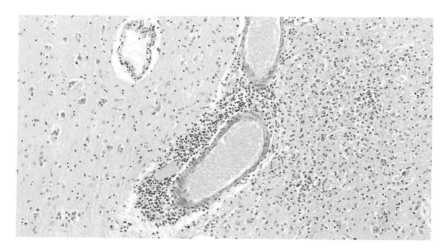

图 13-4　流行性乙型脑炎(高倍镜)

呈胖细胞改变。②肿瘤组织间质血管内皮细胞明显增生,形成明显细胞簇,部分增生呈球状即肾小球样小体;局灶肿瘤坏死明显(图 13-5、图 13-6)。

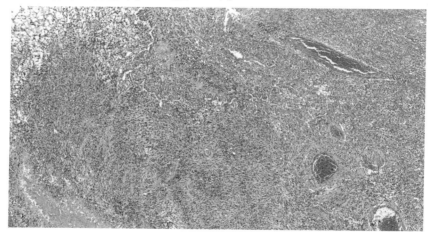

图 13-5　高级别脑胶质瘤(低倍镜)

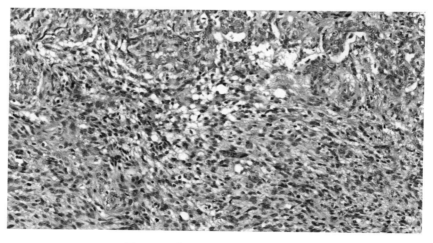

图 13-6　高级别脑胶质瘤(高倍镜)

4. 脑膜瘤（meningioma）

（1）低倍镜：肿瘤细胞呈大小不等的旋涡状、同心圆状排列，其中央的血管壁常有透明变性以致钙化形成砂粒体（图 13-7）。

（2）高倍镜：肿瘤细胞可为长梭形，呈致密交织束状结构，其间可见网状纤维或胶原纤维，血管充血（图 13-8）。

（3）诊断要点：肿瘤细胞可呈旋涡状、同心圆状排列；血管壁常有透明变性；有砂粒体形成。

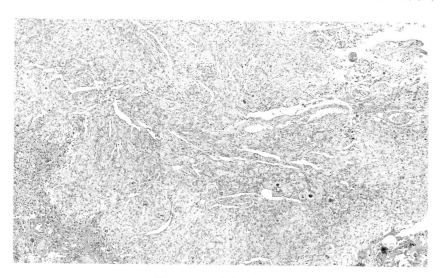

图 13-7 脑膜瘤（低倍镜）

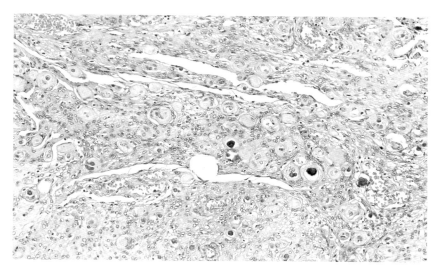

图 13-8 脑膜瘤（高倍镜）

5. 神经纤维瘤（neurofibroma）

（1）低倍镜：肿瘤由增生的施万细胞、神经束膜样细胞和成纤维细胞构成，交织状排列，呈小束状分散于波纹状神经纤维之间，伴大量网状纤维、胶原纤维及疏松的黏液样基质（图 13-9）。

（2）高倍镜：肿瘤细胞均为梭形，呈平行束状或交织状排列，核呈波浪状；肿瘤细胞间可见正常的神经元轴突（图 13-10）。

（3）诊断要点：肿瘤细胞呈平行束状或交织状排列；肿瘤细胞均为梭形。

Note

图 13-9　神经纤维瘤(低倍镜)

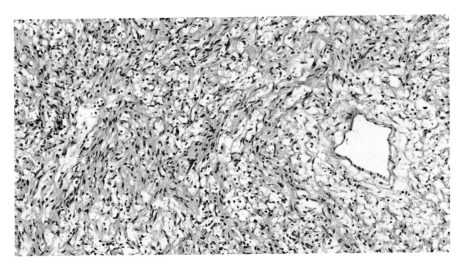

图 13-10　神经纤维瘤(高倍镜)

大 体 标 本

1. 流行性脑脊髓膜炎　属于化脓性炎症,脑膜血管高度扩张、充血,其表面覆有一层灰黄色脓性渗出物。以脑底、大脑顶与两侧面最为明显。脓性渗出物分布广泛,覆盖脑沟、脑回,使沟回结构模糊不清。大量脓性渗出物的挤压和聚集导致脑沟变浅,脑回变平(图 13-11)。

2. 流行性乙型脑炎　在脑灰质(或基底核)及脑灰、白质交界处有许多白色略透明的点状软化灶。软脑膜血管扩张、充血,脑水肿明显,脑回变宽,脑沟变窄,切面充血、水肿(图 13-12)。

3. 星形细胞瘤(astrocytoma)　肿瘤无包膜,与正常组织边界不清,切面灰白色,质软或硬,呈胶冻状外观,其中可见坏死及小囊肿形成。周围脑干组织受压萎缩(图 13-13)。

4. 神经纤维瘤　肿瘤呈结节状或息肉状,边界清楚,无包膜。切面灰白色,呈旋涡状,质实,少见出血或囊性变(图 13-14)。

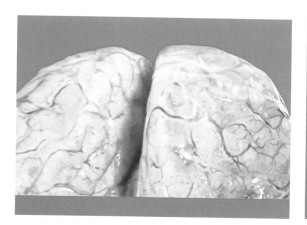

图 13-11　流行性脑脊髓膜炎

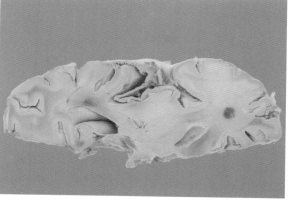

图 13-12　流行性乙型脑炎

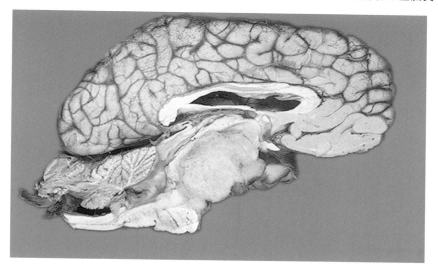

图 13-13　星形细胞瘤

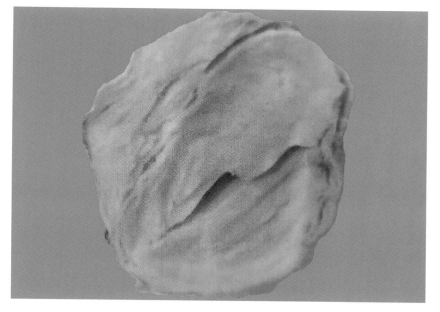

图 13-14　神经纤维瘤

5. 脑膜瘤　肿瘤起源于脑膜,边界清楚,呈球形,切面灰白色,附近脑组织受压迫(图13-15)。

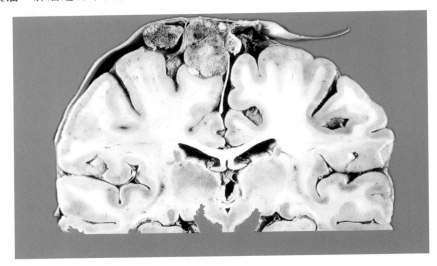

图13-15　脑膜瘤

▶▶ 思考题

一、名词解释

红色神经元;路易体;脱髓鞘;卫星现象;噬神经细胞现象;格子细胞

二、问答题

1. 简述神经元的基本病变。

(回答要点:神经元急性坏死;单纯性神经元萎缩;中央尼氏体溶解;包涵体形成;细胞结构蛋白的异常)

2. 列举中枢神经系统常见肿瘤。

(回答要点:星形细胞瘤,是成人最常见的颅内肿瘤,还包括少突胶质细胞瘤、室管膜瘤、神经节细胞瘤、神经节细胞胶质瘤、髓母细胞瘤和脑膜瘤等)

3. 如何鉴别流行性脑脊髓膜炎和流行性乙型脑炎?

(回答要点:流行性脑脊髓膜炎病变有蛛网膜下腔脓性渗出物;脑实质基本正常。流行性乙型脑炎病变有血管周围袖套现象;神经元变性、坏死,形成软化灶;胶质结节)

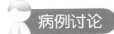 病例讨论

【病史摘要】

患儿,男,4岁。主诉:乏力、低热、嗜睡1周,头痛、高热2日。

现病史:家长述患儿近几日不爱活动,嗜睡、进食差、乏力,2日前体温突然升高,在家进行退热处理后症状有所缓解。患儿晨起头痛,呕吐2次,呕吐物为胃内容物,抽搐2次,遂入院就诊。

体格检查:体温40℃,脉搏128次/分,呼吸40次/分,血压70/40 mmHg,面色苍白、无光泽,神志不清,时有惊厥,两侧瞳孔不等大,光反射迟钝,呼吸深浅不均,节律不齐,听诊肺部有湿啰音,颈部发硬,腱反射(++),锥体束征(++);急诊查外周血白细胞计数14.8×10⁹/L,临床初步诊断为"脑炎",收入重症监护病房(ICU),立即实施重症急救,1小时后患儿忽然一阵强烈抽搐,呼吸、心搏骤停,抢救无效死亡。

【尸检摘要】

肉眼可见脑组织膨隆,血管充血。镜下可见血管扩张、充血,其周围有大量淋巴细胞浸润,神经元部分出现变性和坏死,并可见部分区域有软化灶形成。

讨论：

患儿患有何种疾病？依据是什么？

（回答要点：流行性乙型脑炎，依据：①肉眼可见脑水肿（脑组织膨隆，血管充血）；②血管袖套现象及脑组织坏死；③乏力、低热、嗜睡、头痛；④感染性休克；⑤神经系统体征及临床症状）

知识拓展

免疫检查点抑制剂在胶质母细胞瘤治疗中的研究进展

胶质母细胞瘤（glioblastoma，GBM）是成人中最常见和最具侵袭性的原发性恶性脑肿瘤，尽管仅占所有成人癌症的约 2%，但 WHO 将 GBM 列为 Ⅳ 级肿瘤，是最致命的肿瘤之一，其治疗仍然面临着巨大挑战。最大限度的手术切除、化疗、放疗是目前 GBM 的标准治疗手段，但由于中枢神经系统独特的免疫环境，免疫治疗在 GBM 中的应用面临重大挑战。GBM 是一种遗传和功能异质性肿瘤，其中一部分肿瘤干细胞表现出自我更新能力和对标准治疗的抵抗力。免疫治疗对癌细胞具有一定的靶向选择性，杀死癌细胞的同时保留正常脑组织，成为 GBM 的一种潜在治疗策略。目前免疫治疗策略以免疫检查点抑制剂（immune checkpoint inhibitor，ICI）治疗为主。明确免疫检查点抑制剂在 GBM 中的作用机制，开发有效的治疗靶点，对延长 GBM 患者的总生存期具有重要意义。

目前，在血液学和实体瘤中研究最多的共抑制分子包括程序性死亡受体 1（PD-1）及其配体（PD-L1）、细胞毒性 T 细胞相关抗原 4（CTLA-4）、T 细胞免疫球蛋白结构域和黏蛋白结构域 3（TIM-3）、淋巴细胞激活基因 3（LAG-3）、吲哚胺 2,3-双加氧酶（IDO）、T 细胞免疫受体（TIGIT）、肿瘤坏死因子受体（TNFR）家族中的 CD137 和唾液酸结合免疫球蛋白样凝集素。

目前，关于 PD-1/PD-L1、CTLA-4 免疫检查点抑制剂的临床试验均未能延长 GBM 患者的总生存期，可能与 GBM 的免疫抑制特性有关。IDO 在 GBM 细胞样本中过表达，并且 IDO 上调与患者不良预后显著相关。IDO 负责介导肿瘤对 PD-1/PD-L1 或 CTLA-4 检查点阻断的适应性抵抗。因此，使用靶向 IDO 可能是增强 PD-1/PD-L1 或 CTLA-4 检查点抑制剂临床疗效的潜在策略。

参 考 文 献

［1］ 卞修武，李一雷.病理学［M］.10 版.北京：人民卫生出版社，2024.

［2］ 王连唐.病理学［M］.4 版.北京：高等教育出版社，2023.

［3］ Kumar V，Abbas A K，Aster J C. Robbins basic pathology［M］.10th ed. Amsterdam：Elsevier，2018.

（赵宝山）

第十四章　传　染　病

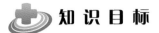
知识目标

掌握：结核病的病因、病变特征及转归，原发性和继发性肺结核的病理变化及结局。伤寒的病因、病变部位，肠伤寒的病变分期及病变特征。细菌性痢疾的病因、病变部位及病变特征。艾滋病的病因、传播途径及病变特征。

熟悉：血源性结核病的病变特征；肺外结核的病变特征；梅毒、淋病的病变特征。

了解：梅毒、淋病的病因、传播途径。

传染病是一类由病原体通过一定的途径感染人体所引起的具有传染性的疾病，可在人群中引起局部性或广泛性的流行。本章主要介绍结核病、伤寒、细菌性痢疾、梅毒、淋病、艾滋病。

1. 结核病　由结核分枝杆菌引起的一种常见的慢性传染病，病变包括渗出、增生、变质等。增生性病变的特点是形成结核结节。全身各器官均可发病，但以肺结核最为多见。临床上患者常有低热、盗汗、食欲不振、消瘦、红细胞沉降（简称血沉）加快等表现。结核病的转归包括：①吸收消散；②纤维化、纤维包裹和钙化；③浸润进展；④溶解播散。

肺结核分为原发性肺结核和继发性肺结核两种类型。原发性肺结核多见于未接种卡介苗的儿童，因儿童免疫力低下，故对病变局限化的能力较差，病菌易经淋巴、血行转移。原发病灶常位于通气较好的部位（靠近肺膜、肺的上叶下部或下叶上部），直径约 1 cm，单个或偶为两个，其中的结核分枝杆菌被巨噬细胞吞噬后并未被消灭，而是经淋巴管至肺门淋巴结引起淋巴管炎和淋巴结炎。肺的原发病灶加上结核性淋巴管炎和肺门淋巴结结核，三者合称为原发综合征。由于患儿免疫力逐渐增强，病灶大多经纤维化、钙化而稳定，极少数可恶化扩大，并常经淋巴、血行转移。继发性肺结核多见于成人，病变始于肺尖，因机体有一定免疫力并产生变态反应，故病灶炎症反应强烈，坏死发展快，但也易局限化。随着机体免疫力与结核分枝杆菌力量对比的变化，旧病灶内的干酪样坏死物可液化咳出，从而形成空洞。长期慢性肺结核者如有广泛肺组织破坏及大量纤维组织增生，可使肺组织变硬。

2. 伤寒　由伤寒杆菌引起的一种急性传染病。病变特征是全身单核巨噬细胞系统的巨噬细胞反应性增生，尤以回肠末端淋巴组织的改变为最明显。临床上患者主要表现为持续性高热、神情淡漠、相对缓脉、脾大、皮肤玫瑰疹、血中白细胞减少等。肠道病变分为髓样肿胀期、坏死期、溃疡期、愈合期四期，溃疡期较重者可发生肠出血或肠穿孔。

3. 细菌性痢疾　由痢疾杆菌引起的一种常见的肠道传染病。以夏秋季多见，儿童发病率高。病变主要发生于乙状结肠和直肠，以纤维蛋白渗出为主，形成假膜，假膜脱落形成溃疡，排脓血便。慢性细菌性痢疾者原有溃疡尚未愈合，新的溃疡又形成，病变此起彼伏，除溃疡外，还有黏膜呈息肉状增生。

4. 梅毒　由梅毒螺旋体引起的一种慢性传染病，通常经性接触传播。其基本病变有二：一是灶性闭塞性动脉内膜炎及血管周围炎，二是有灰白色的树胶样肿形成。病程分一期梅毒、二期梅毒和三期梅毒。

5. 淋病 由淋病奈瑟球菌(简称淋球菌)引起的急性化脓性炎症,主要通过性接触传播。男性病变始于前尿道,可上行蔓延至后尿道,波及前列腺、精囊和附睾。女性病变可累及外阴和阴道的腺体、子宫颈黏膜以及输卵管。受累组织因急性化脓性炎症可表现为红、肿、热、痛,并有脓性渗出物自尿道口或子宫颈口流出。

6. 艾滋病 艾滋病又称获得性免疫缺陷综合征,是由人类免疫缺陷病毒(HIV)感染引起的一种传染病,其主要传播途径:①性接触;②用污染的针头静脉注射;③输血和血制品的使用;④母婴垂直传播。本病的特点为 T 细胞免疫缺陷伴机会性感染和(或)继发性肿瘤。患者临床表现为发热、乏力、体重下降、腹泻、全身淋巴结肿大及神经系统症状。

本章主要从病理学角度介绍结核病、伤寒、细菌性痢疾、梅毒、淋病、艾滋病,包括病因、发病机制、病理变化、临床病理联系等内容。掌握这些内容,对于未来学习传染病的诊断、治疗和预防等知识是十分重要的。

切 片 标 本

1. 肺粟粒性结核(pulmonary miliary tuberculosis)
(1)低倍镜下见病变的肺组织中有散在的较大粟粒性结节,这些粟粒性结节是由多个结核结节融合而成的,也可见单独存在的较小的结核结节。典型病例的结核结节中央为红染、粉末状的干酪样坏死灶(图 14-1)。

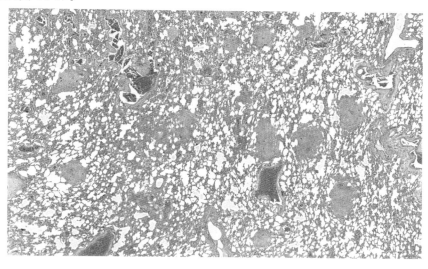

图 14-1 肺粟粒性结核(低倍镜)

(2)高倍镜下可见典型的结核结节中央有干酪样坏死灶,表现为无结构的细颗粒状红染物质。在干酪样坏死灶的周围可见多核巨细胞,该细胞又称为朗汉斯巨细胞,其细胞质丰富,细胞核多,常排列成环状或半环状。此外,还可见多量上皮样细胞,其细胞核呈圆形或椭圆形,淡蓝色,核染色质少,甚至可呈空泡状,细胞质宽广,边界不清,有的上皮样细胞内吞噬有结核分枝杆菌。在病灶的周围还可见多量淋巴细胞和少量反应性增生的成纤维细胞(图 14-2)。

2. 淋巴结结核(lymph node tuberculosis)
(1)低倍镜下见淋巴结的大部分或部分正常结构被破坏。病变的淋巴结中可见较多散在的大小不等的结核结节(图 14-3)。

(2)高倍镜下可见典型的结核结节中央有大片干酪样坏死灶,呈粉红色,均质,细颗粒状,无结构,干酪样坏死灶周围可见多数上皮样细胞和淋巴细胞,部分区域可见朗汉斯巨细胞(图14-4)。

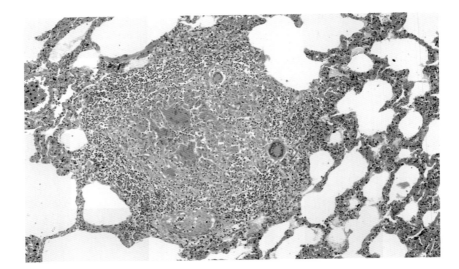

图 14-2　肺粟粒性结核(高倍镜)

图 14-3　淋巴结结核(低倍镜)

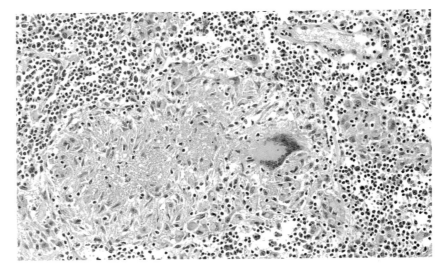

图 14-4　淋巴结结核(高倍镜)

3. 肠伤寒(ileotyphus)

(1)低倍镜下见病变的肠黏膜内血管扩张、充血,组织水肿。有的肠黏膜的浅表部分坏死、脱落,形成溃疡,溃疡表面有少量坏死物(图14-5)。

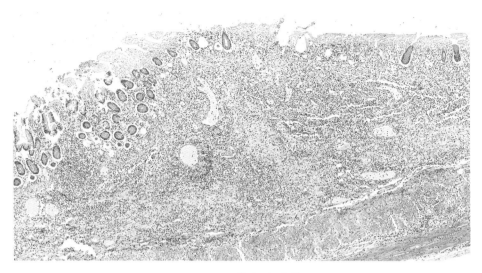

图 14-5　肠伤寒(低倍镜)

(2)高倍镜下可见在固有膜和黏膜下层中增生、吞噬有伤寒杆菌等的巨噬细胞,即伤寒细胞。此细胞体积较大,细胞核呈圆形或椭圆形或肾形,常位于细胞体一侧;细胞质丰富,染色较淡,其内常可见吞噬的伤寒杆菌、红细胞、淋巴细胞及其他细胞碎片。伤寒细胞可散在分布,也可聚集成团,形成伤寒小结,即伤寒肉芽肿。病变的肠壁各层充血、水肿(图14-6)。

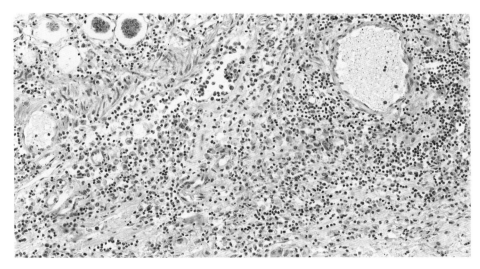

图 14-6　肠伤寒(高倍镜)

4. 细菌性痢疾(bacillary dysentery)

(1)低倍镜下见肠黏膜的浅表部分出现变性、坏死、脱落或渗出,表面附有一层红染的网状纤维素性渗出物,即特征性的假膜(图14-7)。

(2)高倍镜下见肠黏膜表面的假膜由坏死组织、纤维素、炎症细胞、红细胞和细菌构成。纤维素性渗出物网络有中性粒细胞及肠黏膜表浅的坏死物。整个肠壁明显充血、水肿甚至出血,尤以黏膜层及黏膜下层为重,并可见中性粒细胞及巨噬细胞浸润(图14-8)。

图 14-7　细菌性痢疾(低倍镜)

图 14-8　细菌性痢疾(高倍镜)

大 体 标 本

1. 原发综合征(primary complex)　在肺的上叶下部或下叶上部,靠近肺膜处可见原发病灶,呈圆形、黄豆大、灰黄色干酪样坏死灶;在肺的原发病灶与肺门淋巴结结核之间发生的肺内结核性淋巴管炎,肉眼观不明显;病变同侧肺门淋巴结肿大,切面呈灰黄色,似干酪,即肺门淋巴结结核。肺的原发病灶、结核性淋巴管炎、肺门淋巴结结核三者呈哑铃状,即为原发综合征(图 14-9)。

2. 肺门淋巴结结核(hilus pulmonis lymph node tuberculosis)　病变的肺门淋巴结明显肿大,切面有不同程度的结核病变,有的呈淡黄色,均匀细腻,质地较实,形成干酪样坏死灶(图 14-10)。

3. 肺粟粒性结核　肺组织表面及切面均可见大量弥漫性、均匀分布的灰黄色或灰白色病灶。病灶大小一致,呈粟粒大小,圆形,略微隆起,其边界一般较清楚(图 14-11)。

4. 小叶性干酪性肺炎(lobular caseous pneumonia)　肺切面可见散在分布的粟粒大至黄豆大的灰黄色干酪样坏死灶,边界不清楚(图 14-12)。

5. 肺结核球(pulmonary tuberculoma)　肺叶上部切面可见一直径约 3 cm 的圆形病灶,呈灰白色,略带淡黄色,周围有大量纤维组织包裹,边界分明。其余肺组织无明显改变(图 14-13)。

Note

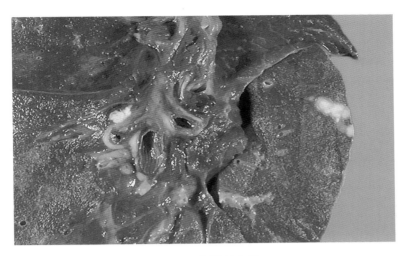

图 14-9　原发综合征

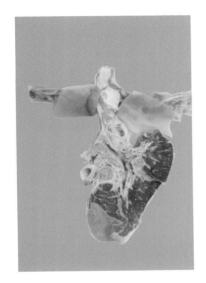

图 14-10　肺门淋巴结结核

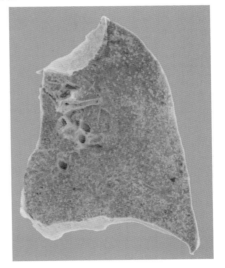

图 14-11　肺粟粒性结核

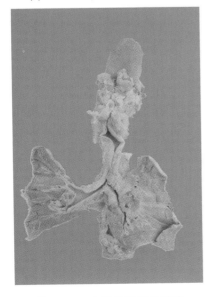

图 14-12　小叶性干酪性肺炎

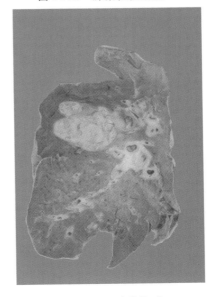

图 14-13　肺结核球

Note

6. 干酪性肺炎(caseous pneumonia) 病变的肺叶体积增大,质地变实。切面可见成片的灰黄色的干酪样坏死灶,大小不一,粟粒大至黄豆大,质地松软,大部分边界模糊,互相融合,还可见大小不等、形状不规则的空洞,洞壁内有干酪样坏死物,其外有少量的纤维组织增生(图14-14)。

7. 慢性纤维空洞型肺结核(chronic fibro-cavernous pulmonary tuberculosis) 病变分布的特点是"上重下轻,上旧下新"。

肺膜明显增厚,并可见纤维素性渗出物附着。切面上可见肺叶上部有多个空洞,大小不一,其中一个体积较大。空洞不规则,洞壁较厚实,洞壁内层粗糙不平,附有灰黄色干酪样坏死物。空洞壁外层有明显的纤维结缔组织增生。空洞周围的肺组织和其他肺组织从上到下散布许多大小不等、新旧不一的病灶,呈灰黄色。有的病灶互相融合,呈片状。肺组织因纤维化而实变、发硬、体积缩小并变形(图 14-15)。

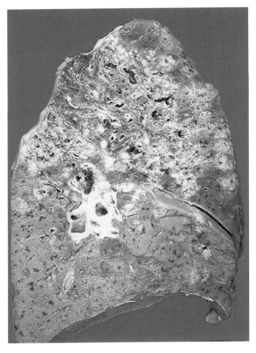

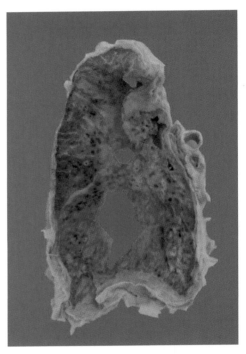

图 14-14 干酪性肺炎　　　　　　图 14-15 慢性纤维空洞型肺结核

8. 肾结核(renal tuberculosis) 肾脏体积增大,表面凸起。肾实质正常结构被破坏,切面见皮质与髓质交界处有多个空洞,呈圆形或椭圆形或不规则,洞壁内可见灰黄色、均质细腻的干酪样坏死物附着(图 14-16)。

9. 肠结核 送检回盲部组织,黏膜面可见两处溃疡型结核。溃疡边缘参差不齐,一般较浅,底部有干酪样坏死物,其下为结核性肉芽组织。溃疡愈合后由于瘢痕形成和纤维收缩而致肠腔狭窄(图 14-17)。

10. 肠伤寒(髓样肿胀期) 回肠末段黏膜表面多个集合淋巴小结和孤立淋巴小结明显肿大,隆起于肠黏膜表面,呈灰白色,质软。集合淋巴小结处的病变呈椭圆形,其长轴与肠管的长轴平行,表面高低不平,似脑髓,呈沟回状,向肠腔隆起(图 14-18)。少数区域可见坏死及溃疡形成。

11. 细菌性痢疾 病变的肠壁水肿、增厚,黏膜皱襞部分消失。黏膜表面覆盖一层灰白色的渗出物,即特征性的假膜。假膜厚薄不等,呈糠皮样或碎片状。部分假膜脱落后,形成多个散在、地图样、形状不规则、大小不一的浅表小溃疡。溃疡边缘充血,中央为灰黄色渗出物及坏死物,溃疡之间为假膜(图 14-19)。

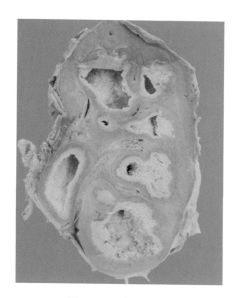

图 14-16 肾结核

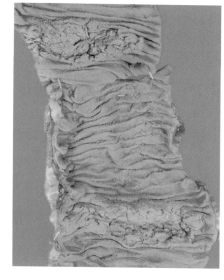

图 14-17 肠结核

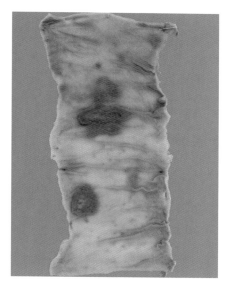

图 14-18 肠伤寒(髓样肿胀期)

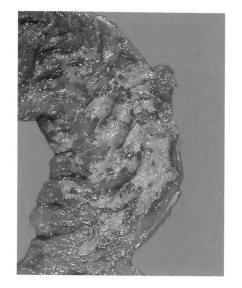

图 14-19 细菌性痢疾

▶▶ 思考题

1. 光学显微镜下典型结核结节有何病变特征?

(回答要点:结核结节的中央病变,周围细胞的形态结构)

2. 原发性肺结核与继发性肺结核病变各有何特点?

(回答要点:是否首次感染结核分枝杆菌,好发人群,患者对结核分枝杆菌的免疫力或致敏性,病变特征,起始病灶,主要播散途径,病程长短,是否需要治疗)

3. 伤寒在哪些器官和组织中可形成与肠内相似的炎性病变,其镜下病变如何?

(回答要点:形成与肠内相似的炎性病变的组织器官有肠系膜淋巴结、肝、脾、骨髓。镜下病变回答要点:增生的炎症细胞、特征性的细胞及其形成的具有诊断价值的病变)

4. 细菌性痢疾与阿米巴痢疾的病变特征有何区别?

(回答要点:病变发生部位,病变性质,是否形成假膜,溃疡的形态特点)

病例讨论

【病史摘要】

患儿,女,6个月。发热30天伴呕吐、抽搐。

体格检查:体温37.9℃,心肺无异常,颈项强直(一),Kernig征(一),Brudzinski征(一)。

实验室检查:脑脊液蛋白含量略高于正常值,糖2.2~2.7 mmol/dL,细胞数$6.5×10^3$/dL(其中中性粒细胞约占50%,淋巴细胞约占50%)。患儿入院后出现频繁抽搐,呼吸困难,经抢救无效死亡。

【尸检摘要】

右肺中叶肺膜下见一灰黄色病灶,直径1.5 cm,右侧肺门有3.5 cm×2.5 cm×1.8 cm大小的肿大的灰黄色淋巴结,大脑外侧面及脑底部见许多灰黄色结节,粟粒大小,两侧脑室扩张,内含绿色液体,室管膜及脉络膜表面亦有大量粟粒大小的结节。

讨论:

1. 本病例应诊断为何种疾病,诊断依据是什么?

(回答要点:应诊断为原发性肺结核、结核性脑膜炎及脑积水;诊断依据是患儿的病史、体征、实验室检查有关异常数据及尸体剖检所见等)

2. 本病例的肺部病变与脑部病变有何联系?

(回答要点:本病例的肺部病变为原发性肺结核,脑部病变为结核性脑膜炎。患儿脑部病变是其肺部病变(即原发综合征)血行播散导致的结果)

思政课堂

传染病病原体的发现——持之以恒的科学探索精神

传染病是由特定的病原体通过不同方式侵入机体,导致机体发生感染并出现临床症状的一组疾病。传染病是人类健康的大敌。自古以来,以鼠疫、结核病和伤寒等为代表的传染病曾经在世界范围内广泛流行,这些可怕的疾病夺去了无数人的生命,对人类健康造成严重威胁。

典型结核病的病变表现为结核结节形成伴不同程度的干酪样坏死。世界卫生组织已将结核病作为重点控制的传染病之一。

伤寒的主要临床表现为患者持续高热、相对缓脉、脾大、皮肤玫瑰疹、神经系统中毒表现和消化道症状以及中性粒细胞和嗜酸性粒细胞减少等。严重的患者临床上可出现肠出血、肠穿孔等并发症。

当前在许多国家,尤其是发展中国家,结核病和伤寒等传染病的流行仍然是主要的公共卫生问题。人类要战胜这些可怕的传染病,首先要研究清楚这些疾病的致病原因。人类历史上第一个发现传染病是由特定微生物感染造成的学者是德国医生和细菌学家罗伯特·科赫(Robert Koch,1843—1910)。因此,他被称作世界病原细菌学的奠基人和开拓者。

罗伯特·科赫是世界医学领域的泰斗巨匠,1866年毕业于德国哥廷根大学。毕业后,他先在汉堡综合医院担任助理医生,普法战争后做随军医生。当时,该地区的牛正好发生了炭疽病,他对这种疾病进行了细致的研究。在牛的脾脏中,他找到了导致炭疽病的细菌。他把该细菌移种到老鼠体内,老鼠随后发生了炭疽病,最后他又从老鼠体内重新获得了与牛身上相同的细菌。这是人类第一次用科学的方法证明某种特定的微生物是某种特定疾病的病原体。此外,他在与牛体温相同的条件下,用血清在动物体外成功培养了细菌,这标志着人类历史上首次实现了通过固体培养基进行细菌的纯培养。自此,传染病的研究进入了一个全新的时代。

1882年,他发现了引起肺结核的病原体,而肺结核在那时正是人类健康的"头号杀手"。当时他用血清固体培养基成功地分离出结核分枝杆菌,并且接种到豚鼠体内引起了肺结核,后来他又发现了结核菌素,开始了结核病的预防、诊断和治疗的研究,为危害人类健康最严重的结核病的防治做出了宝贵贡献。1883年,罗伯特·科赫在印度发现了霍乱弧菌。1897年后他又研究了鼠疫和昏睡病,发现了这两种病的传播媒介。他的每一次发现都是医学史上革命性的里程碑。罗伯特·科赫根据自己分离致病菌的经验,总结出了著名的"科赫法则",用于建立疾病与微生物之间的因果关系。"科赫法则"不仅为研究病原体提出了一套方法,而且激发了人们对纯培养物的研究兴趣,促进了防治各种传染病有效方法的提出。在这个原则的指导下,19世纪70年代到20世纪20年代,人类不断发现新的病原体。如1880年发现了伤寒杆菌,1883年发现了白喉杆菌,1894年发现了鼠疫杆菌,1897年发现了痢疾杆菌等。直到今天,"科赫法则"仍然是确定病原体的重要参考依据。

罗伯特·科赫发明了细菌照相法、预防炭疽病的接种方法、蒸汽杀菌法;发现了鼠蚤传播鼠疫的秘密和昏睡病由采采蝇传播;提出了霍乱预防的方法等。他在很多方面做出了奠基性贡献,他创立的微生物学研究方法一直沿用到今天,为微生物学成为生命科学中一门重要的独立学科奠定了坚实的基础。这些发现和发明,都是因为罗伯特·科赫在其一生中持之以恒,不断探索而实现的。1905年,罗伯特·科赫以举世瞩目的开拓性成绩获得了诺贝尔生理学或医学奖。

科学之路历来是蜿蜒曲折的,罗伯特·科赫在面对失败时没有放弃,不畏艰难的科学求实精神使他最终获得成功,拯救了亿万感染者。罗伯特·科赫对人类医学事业所做出的开拓性贡献,是他送给人类的最好的礼物,一直影响到今天。

参 考 文 献

[1] 卞修武,李一雷.病理学[M].10版.北京:人民卫生出版社,2024.

[2] 苏宁,王世军.病理学[M].3版.北京:人民卫生出版社,2021.

[3] 齐洁敏,董世恒.病理学[M].2版.北京:中国医药科技出版社,2022.

(屈艳琳)

第十五章　寄生虫病

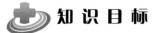

知识目标

掌握：阿米巴病的病因、病变部位及病变特点。血吸虫虫卵引起的病变（急性、慢性虫卵结节），慢性血吸虫病时肝硬化的病变特点。

了解：华支睾吸虫病所引起的病理变化及临床病理联系。

1. 阿米巴病　由溶组织内阿米巴原虫感染引起。主要累及结肠，但肝、肺、脑及其他器官也可受侵犯。如为肠管受累，称为肠阿米巴病，因临床上常出现腹痛、腹泻和里急后重等痢疾症状，故又称为阿米巴痢疾，需与细菌性痢疾鉴别。溶组织内阿米巴有大、小滋养体和包囊三种形态。本病主要由摄入被成熟包囊污染的饮水或食物而引起。阿米巴痢疾主要病变在结肠上段，是以变质为主的炎症。原虫具有溶组织特性，穿入黏膜层形成小坏死灶后，继续在黏膜下层扩大病灶，形成烧瓶状溃疡。原虫随门静脉进入肝脏后常在肝右叶形成阿米巴肝脓肿，也可穿过横膈到肺或经血液入脑。

2. 血吸虫病　由血吸虫寄生于人体引起的地方性寄生虫病。我国血吸虫病是由日本血吸虫引起的。血吸虫发育阶段中的尾蚴、童虫、成虫、虫卵等均可引起病变，但以虫卵引起的病变最为严重。其成熟虫卵主要引起受累器官发生急性虫卵结节（嗜酸性脓肿），主要在结肠下段引起溃疡及腹泻，在肝脏引起肝大及肝痛。急性虫卵结节以后转为慢性虫卵结节。在结肠，由于虫卵的反复沉着，引起肠黏膜反复发生溃疡和肠壁纤维化，最终导致肠壁增厚、变硬。在肝脏，虫卵沉积在汇管区，刺激纤维结缔组织沿门静脉分支大量增生，最后形成血吸虫性肝硬化，导致严重的门静脉高压。

切片标本

1. 阿米巴痢疾（amebic dysentery）　本切片为结肠组织。

（1）低倍镜：可见肠黏膜层及黏膜下层坏死，部分已经分离、排出，形成口小底大的烧瓶状溃疡，溃疡内有大量液化性坏死物（图15-1）。

（2）高倍镜：在溃疡的边缘和底部，可见直径多为 $20\sim40~\mu m$、圆形、淡红色、有淡蓝色核的阿米巴滋养体。胞质内常可见吞噬的红细胞、淋巴细胞或细胞碎片等，滋养体周围常有一个空晕（图15-2）。

2. 肝血吸虫病（hepatic schistosomiasis）　本切片为肝组织。

（1）低倍镜：门管区或其附近有一些深红色或深蓝色病灶，即虫卵结节。

虫卵结节分为急性虫卵结节和慢性虫卵结节。本切片中急性早期虫卵结节少见，主要是急性晚期虫卵结节和慢性虫卵结节（图15-3、图15-4）。

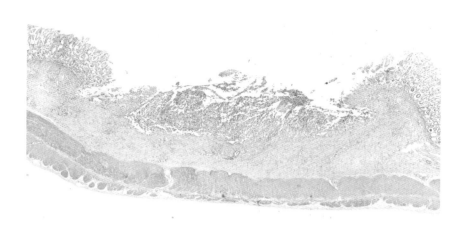

图 15-1　阿米巴痢疾(低倍镜)

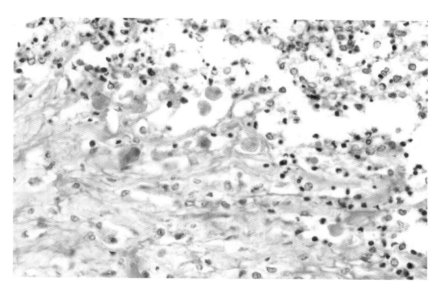

图 15-2　阿米巴痢疾(高倍镜)

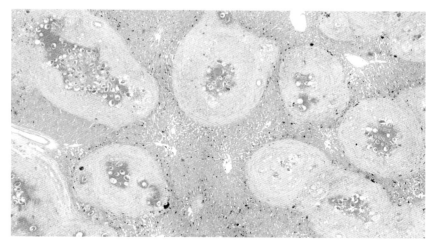

图 15-3　肝急性虫卵结节(低倍镜)

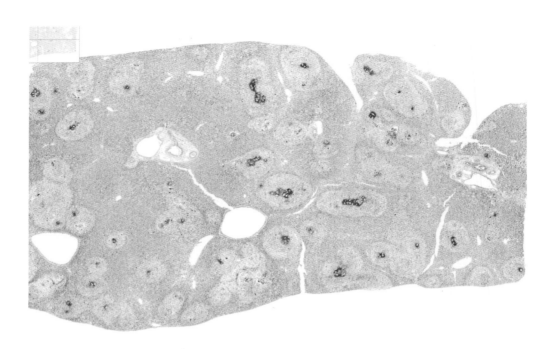

图 15-4　肝慢性虫卵结节(低倍镜)

(2)高倍镜:

①急性虫卵结节:结节中心有一个或几个成熟虫卵(卵壳黄色,有折光性),卵壳外已看不到明显的放射状、嗜酸性、均质棒状物,仅在虫卵周围有颗粒状、深红色、无结构的坏死物,并可见与结节中心垂直排列的上皮样细胞,最外层为肉芽组织(图 15-5)。

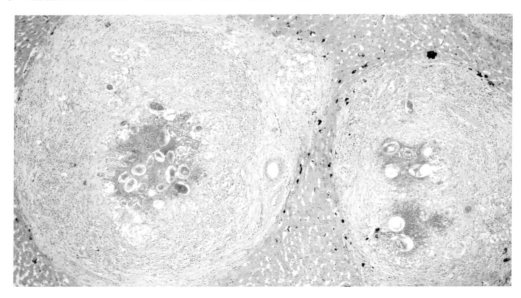

图 15-5　肝急性虫卵结节(高倍镜)

②慢性虫卵结节:结节中心为虫卵(已钙化,呈深蓝色),周围绕以上皮样细胞和多核巨细胞,外层为纤维结缔组织。这种结节类似结核结节,故又称假结核结节。另外有的虫卵周围有较多的纤维细胞,这是由于虫卵结节发生了纤维化,称为纤维性虫卵结节(图 15-6)。

Note

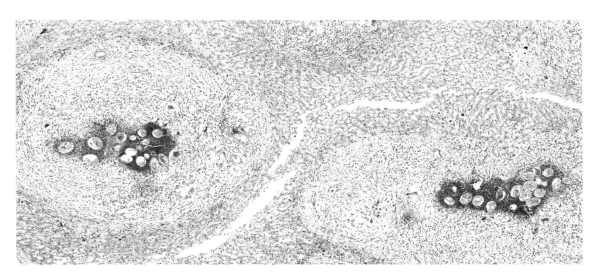

图 15-6　肝慢性虫卵结节(高倍镜)

大 体 标 本

1. 阿米巴痢疾　结肠黏膜面可见多数散在分布的、大小不等的溃疡,边缘呈潜掘状,口小底大。溃疡间黏膜无明显病变(图 15-7)。

2. 阿米巴肝脓肿(amebic liver abscess)　肝脏体积明显增大。切面可见一个或多个不规则脓肿腔,腔内脓液已经流失。腔周围为玻璃样变性的纤维组织包绕。腔壁上附有尚未彻底液化坏死的结缔组织、血管和胆管等,形如破碎棉絮状(图 15-8)。

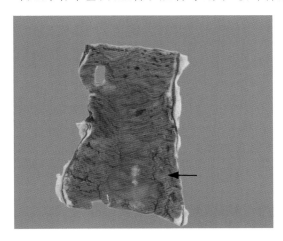

图 15-7　阿米巴痢疾

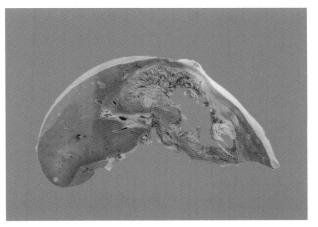

图 15-8　阿米巴肝脓肿

3. 血吸虫性肝硬化　肝脏体积轻度缩小,变硬,表面可见散在的浅沟纹,将肝脏划分成大小不等、略微突出于表面的粗大结节。切面见门静脉及其分支的结缔组织明显增生,呈树枝状分布(图 15-9)。

4. 慢性血吸虫性结肠炎　结肠部分肠壁增厚,黏膜变平坦,黏膜下色素沉着,有的黏膜明显增生,呈息肉状突起。有的区域还可见散在的小圆形溃疡(图 15-10)。

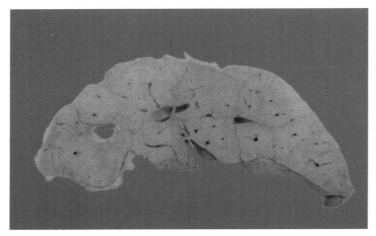

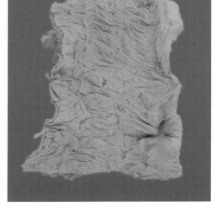

图 15-9　血吸虫性肝硬化　　　　　　　　　图 15-10　慢性血吸虫性结肠炎

▶▶ 思考题

1. 慢性血吸虫性肝硬化与门脉性肝硬化的病变特点有何不同？

（回答要点：发病原因，结节大小，假小叶，纤维化位置，肝细胞病变，门静脉高压症状）

2. 阿米巴痢疾与细菌性痢疾的病变特点有何不同？

（回答要点：病原体，好发部位，病变性质，溃疡深度及形态，肠道症状）

病例讨论

【病史摘要】

患者，男，39 岁，湖北监利人，农民，于 2006 年 5 月 3 日入院。

主诉：腹胀、下肢水肿 2 个月余。

现病史：今年三月初，自觉乏力，呼吸困难，食后肚子饱胀，饭量下降。到四月，腹部膨大，下肢逐渐出现水肿，近 1 周来不能平卧，呼吸困难。

既往史：十年前有慢性痢疾史，曾反复发作。

体检：体温 37 ℃，血压 120/80 mmHg，表情苦闷，神志清楚，蛙状腹，脐周静脉怒张，腹部有移动性浊音。肝未触及，脾大达脐下一指。心、肺阴性，白细胞计数 9.5×10^9/L，嗜酸性粒细胞占 16%，红细胞计数 1.3×10^{12}/L，血清总蛋白 60 g/L，白蛋白 29.0 g/L，球蛋白 40.0 g/L。

住院经过：入院后，经过一般治疗，病情稍好转，于住院第 12 天突感上腹部不适，呕吐黑褐色血性物约半痰盂，经过输血等抢救，患者脱险。5 月 22 日晨又发生大呕血，血压突然降至 50/20 mmHg，终因抢救无效而死亡。

【尸检摘要】

死后身长 168 cm，发育正常，营养状况极差，腹腔有淡黄色清亮液体约 9000 mL。

肝脏：重 1050 g，表面高低不平，形成大小不等的隆起，切面呈分叶状，镜下见门管区内有大量纤维组织增生并有多数慢性虫卵结节，虫卵多发生钙化和变形。

脾脏：重 995 g，切面可见黄褐色含铁结节。

食管：食管下段静脉明显曲张，一处黏膜和血管发生破裂。

其他器官：除含血量少外，未见明显异常改变。

讨论：

1. 根据病理变化，解释患者临床症状发生的原理。

（回答要点：血吸虫性肝硬化—窦前性阻塞—门静脉高压—腹水、巨脾、食管静脉曲张—上消

化道大出血—休克而死亡)

2. 分析患者死亡的原因。

(回答要点:血吸虫性肝硬化—门静脉高压—上消化道大出血—休克而死亡)

思政课堂

血吸虫病——可防可治

血吸虫病是一种由血吸虫感染引起的寄生虫病,对人类健康造成严重威胁。从思政角度来看,血吸虫病的防治给我们带来了以下启示。

1. 重视预防　血吸虫病是一种可以通过预防避免的疾病。人们应该加强自我保护意识,避免接触疫水,采取科学有效的预防措施,如穿戴防护用品、定期检查等。这启示我们应树立预防为主的意识,注重个人卫生和公共卫生,加强自我防护和公共安全管理,从而降低疾病的发生率。

2. 科学精神　血吸虫病的防治需要科学的态度和方法。在医学领域,科学精神是至关重要的。我们需要不断探索、研究、发现新的防治技术和方法,不断提高防治效果。同时,我们需要加强科普宣传,提高公众的科学素养,让更多人了解血吸虫病的防治知识。

3. 社会责任感　血吸虫病的防治需要全社会的共同努力。政府、医疗机构、科研机构、媒体等都需要积极参与防治工作,形成合力,共同推进防治工作。这启示我们要树立社会责任感,积极投身于社会公益事业,为建设更加美好的社会贡献自己的力量。

4. 关注弱势群体　血吸虫病主要影响农村贫困地区的人群,这些人群往往缺乏必要的医疗资源和防治知识。我们应该关注这些弱势群体,采取措施帮助他们改善生活条件、提高健康水平。这启示我们要关注弱势群体的利益和需求,推动社会公平正义,让每个人都能够享受到健康和幸福的生活。

综上所述,血吸虫病防治工作具有重要的思政意义。通过参与防治工作,我们可以培养科学精神、社会责任感和关注弱势群体的意识,成为具有高尚品质和良好素养的现代公民。

参 考 文 献

[1]　卞修武,李一雷.病理学[M].10 版.北京:人民卫生出版社,2024.

[2]　王连唐.病理学[M].4 版.北京:高等教育出版社,2023.

[3]　Zheng N X, Wang H, Yu Q, et al. Changing trends, clinicopathological characteristics, surgical treatment patterns, and prognosis of schistosomiasis-associated versus non-schistosomiasis-associated colorectal cancer: a large retrospective cohort study of 31153 cases in Shanghai, China (2001-2021)[J]. Int J Surg,2023 ,109(4):772-784.

[4]　Gao Y, Zhang X C, Jiang T T, et al. Inhibition of hepatic natural killer cell function via the TIGIT receptor in schistosomiasis—induced liver fibrosis[J]. PLoS Pathog, 2023, 19(3):e1011242.

(陈洪雷)